TRONG PHÒNG CHỜ VỚI BÁC SĨ WYNN - TẬP 1

TRONG PHÒNG CHỜ VỚI BÁC SĨ WYNN - TẬP 1

PGS. BS. Huỳnh Wynn Trần

NXB Thế Giới - Xuất bản lần thứ nhất tại Việt Nam, 2020
NXB Liên Phật Hội (United Buddhist Publisher)
Tái bản lần thứ nhất tại Hoa Kỳ, 2023
NXB Wynn Medical Center (Wynn Medical Center Publisher)
Tái bản lần thứ hai tại Hoa Kỳ, 2024

Hiệu đính và thiết kế bản in: Nguyễn Minh Tiến

ISBN: 979-8-3305-6678-5

PGS. BS. Huỳnh Wynn Trần

Trong phòng chờ
VỚI BÁC SĨ WYNN

TẬP 1

WYNN MEDICAL CENTER PUBLISHER

Mục lục

PHẦN 02
SỨC KHỎE - DINH DƯỠNG - LÀM ĐẸP

PHẦN 03
KIẾN THỨC VỀ CÁC LOẠI BỆNH VÀ LỜI KHUYÊN CỦA BÁC SĨ WYNN

Lời nói đầu

BẠN TỰ HỎI NHỤY HOA NGHỆ TÂY có chữa được ung thư?

Bạn thắc mắc mình nên bổ sung vitamin như thế nào là đủ?

Bạn nghe nói phải giải độc gan mới tốt cho cơ thể?

... ...

và hàng ngàn câu "nghe nói" khác, có thể bạn đang thắc mắc nhưng chưa biết nên tìm hiểu thông tin ở đâu mới đúng.

Cuốn sách *Trong phòng chờ với BS Wynn* sẽ giúp bạn trả lời một phần những thắc mắc này, dựa trên các khuyến cáo khoa học, các kết quả nghiên cứu và phương pháp chữa trị mới nhất từ Hoa Kỳ.

Ngoài ra, sách cũng sẽ giúp bạn hình dung những câu hỏi đơn giản về sức khỏe khi gặp bác sĩ, giúp bạn nhận ra những thời điểm mình cần phải đi thăm khám, thuốc nào hay phương pháp nào có bằng chứng khoa học đáng tin cậy. Qua cách viết đơn giản, dễ hiểu, sách cũng sẽ cung cấp kiến thức, thông tin, giúp bạn tự chăm sóc cơ thể mình tốt hơn qua việc hiểu biết thêm về các bệnh thường gặp. Dưới mỗi bài viết đều đính kèm link tham khảo, trích dẫn khoa học có căn cứ, đây cũng là cách để bạn làm quen với việc tự tìm hiểu thông tin chính thống, thay vì tin theo các bài viết trôi nổi khác trên mạng xã hội hoặc chỉ "nghe nói".

Lúc còn bé, khi tôi theo ba tôi đi khám bệnh tại Sài Gòn, ngồi chồm hổm bên ngoài hành lang phòng khám của bác sĩ, tôi ước gì có cuốn sách nào đó đọc để biết thêm về bệnh, để biết mình nên hỏi những gì khi lát nữa vào gặp bác sĩ, và để... giết thời gian.

Vì vậy, tôi quyết định xuất bản cuốn sách này, là tập hợp những bài viết trên trang Facebook của tôi trong nhiều năm. Hy vọng sẽ giúp ích được phần nào cho bạn đọc, và nếu được bạn đọc đón nhận, chúng ta sẽ có "Trong phòng chờ" những phần kế tiếp.

PGS. BS WYNN HUYNH TRAN

Los Angeles, Hoa Kỳ

PHẦN 01

HÓA GIẢI LỜI ĐỒN

01 Nhụy hoa nghệ tây có giúp làm trắng da hay chữa ung thư?

MỘT SỐ BẠN HỎI TÔI nhụy hoa nghệ tây (saffron, hay còn gọi là autumn crocus, azafrán, azafron, croci stigma, crocus cultivé, crocus sativus) có tác dụng như thế nào trong quá trình làm trắng da, ngăn ngừa lão hóa, chữa ung thư và các bệnh khác. Tôi sẽ chỉ ra những tác dụng của nhụy hoa nghệ tây và những nguy hiểm có thể dẫn đến chết người nếu bạn lạm dụng loại dược thảo này.

Hoa nghệ tây là loại hoa thường mọc ở xứ sở Ngàn lẻ một đêm (Iran, Iraq và một số nước Trung Đông khác) từ hàng ngàn năm trước. Nghệ tây là loại cây có củ, thuộc họ Iridaceae, cao khoảng 15-20cm và hoa có màu tím. Cây thường nở hoa từ tháng Mười đến tháng Mười một. Mỗi bông hoa nghệ tây chỉ có 3 nhụy, có hương thơm khác lạ. Để có 1 pound (xấp xỉ 0,454kg) nhụy hoa khô, cần phải lấy từ khoảng 75.000 bông hoa.

Từ lâu, nhụy hoa nghệ tây đã được dùng làm gia vị vì nó có mùi cỏ khô và thoáng vị ngọt. Ngoài công dụng làm gia vị, nó còn được dùng làm thuốc. Các tài liệu y học ghi lại công dụng nhiều nhất của nhụy hoa nghệ tây trong chữa trị trầm cảm và mất trí nhớ. Gần đây, rộ lên phong trào dùng nhụy hoa nghệ tây để chữa ung thư, làm trắng da... nói chung là chữa bách bệnh!

Tra cứu trên Pubmed.gov[1] với từ khóa "Saffron" cho ra gần 1.700 kết quả, hay từ khóa "Crocus Sativus" cho ra gần 1.200 kết quả về nhụy hoa nghệ tây.

Một trong số những tài liệu nghiên cứu đáng tin cậy nhất về nhụy hoa nghệ tây, theo tôi là tài liệu từ nhóm tác giả Mosiri người Iran (một trong những quốc gia nổi tiếng về sản xuất và xuất khẩu loại thảo dược này) xuất bản năm 2015, tổng hợp các nghiên cứu[2] về tác dụng của loại thảo dược này:

- 8 nghiên cứu về bệnh trầm cảm cho thấy tác dụng tích cực của nhụy hoa nghệ tây tương đương với thuốc trầm cảm.
- Một số nghiên cứu về bệnh mất trí nhớ Alzheimer cho thấy nhụy hoa nghệ tây hiệu quả như thuốc Aricept trong việc cải thiện tạm thời trí nhớ.
- 2 nghiên cứu về ngứa cho thấy uống nhụy hoa nghệ tây giúp giảm ngứa.
- Một số nghiên cứu về giảm cân và bệnh tiểu đường cho thấy nhụy hoa nghệ tây có những tác dụng tích cực.[3]

Nhìn chung, nhụy hoa nghệ tây có thể có tác dụng chống trầm cảm, làm chậm quá trình mất trí nhớ, giảm thiểu triệu chứng tiền mãn kinh. Nhụy hoa nghệ tây cũng có thể có tác dụng kháng viêm qua kết quả đã được thử nghiệm. Một số nghiên cứu khác cho thấy thảo dược này có thể ức chế tế bào ung thư

---

[1] Website uy tín về các công trình nghiên cứu của chính phủ Hoa Kỳ.

[2] https://www.ncbi.nlm.nih.gov/pubmed/24848002

[3] https://www.ncbi.nlm.nih.gov/pubmed/31677703

xương trong ống nghiệm.[1] Tuy nhiên, chưa có bất kỳ nghiên cứu ung thư nào trên người được thử nghiệm với nhụy hoa nghệ tây.

Và việc dùng nhiều nhụy hoa nghệ tây cũng có những tác dụng phụ rất nguy hiểm, WebMD từng chỉ ra[2] như sau:

- Tác dụng phụ có thể có như: khô miệng, hồi hộp, nhức đầu, buồn chán, nôn mửa, táo bón... Phản ứng dị ứng có thể xảy ra ở một số người.
- Nhụy hoa nghệ tây có thể an toàn nếu sử dụng với liều như gia vị trong nhiều tuần, nhưng người dùng sẽ ngộ độc nếu ăn/uống nhụy hoa trên mức 5g, thậm chí có thể gây tử vong nếu sử dụng liều cao 12-20g.

Như vậy, nhụy hoa nghệ tây có thể xem như một dạng thuốc nam với những công hiệu nhất định trong chữa trị trầm cảm nếu dùng đúng cách, nhưng có thể gây nguy hiểm nếu dùng quá liều.

Loại thảo dược này không có tác dụng chữa trị ung thư như quảng cáo và cũng không có tác dụng làm trắng da hay chữa viêm da cơ địa.

Một điểm quan trọng khác là nhụy hoa nghệ tây rất đắt nên nhiều nơi đã sản xuất nhụy hoa giả, trộn lẫn tạp chất. Tác dụng phụ vì vậy sẽ càng tăng lên, dẫn đến nhiều khả năng nguy hiểm cho người sử dụng.

---

[1] https://www.ncbi.nlm.nih.gov/pubmed/31645086

[2] https://www.webmd.com/vitamins/ai/ingredientmono-844/saffron

02 Sữa có thật sự gây loãng xương?

VAI TRÒ CỦA CANXI TRONG SỮA ĐỐI VỚI XƯƠNG

Trước tiên cần khẳng định rằng "sữa và loãng xương" là một chủ đề gây tranh cãi trong nhiều năm qua và đến nay vẫn chưa tới hồi kết.

Vậy thế nào là loãng xương? Xương của chúng ta luôn hoạt động. Mỗi ngày, cơ thể hủy đi xương cũ và tạo ra xương mới vào đúng vị trí. Càng lớn tuổi, lượng xương bị phá hủy nhiều hơn lượng xương được tạo ra để thay thế. Khi đó chúng ta có thể mất quá nhiều lượng xương và mắc chứng loãng xương.

Sức khỏe của xương phụ thuộc vào hai thành phần dinh dưỡng chính là canxi và vitamin D. Khoảng 99% canxi trong cơ thể người được lưu giữ trong xương, răng. Canxi là một thành phần chính trong cấu trúc xương. Vitamin D quan trọng trong việc phát triển và duy trì sức khỏe của xương.

Tầm quan trọng của dinh dưỡng với sức khỏe xương đã được chứng minh qua nhiều nghiên cứu khoa học. Tăng thêm canxi (dạng viên uống hay sữa) vào thành phần dinh dưỡng sẽ làm tăng lượng xương. Ước tính tăng 10% lượng xương có thể giảm rủi ro gãy xương do loãng xương đến 50%. Vì vậy, các nhà khoa học khuyến cáo thêm canxi và Vitamin D trong chế độ dinh dưỡng nhằm bảo vệ sức khỏe xương.

Sữa bò là một nguồn dinh dưỡng tốt và có thể cung cấp một lượng canxi và Vitamin D dồi dào. Vì vậy, không ngạc nhiên khi nhiều người đánh đồng việc uống sữa là tăng sức khỏe xương. Trong thực tế còn có nhiều nguồn dinh dưỡng khác cũng cung cấp canxi và Vitamin D.

TẠI SAO CHO RẰNG UỐNG SỮA GÂY LOÃNG XƯƠNG?

Câu chuyện bắt đầu từ lý thuyết Acid-Base cân bằng. Sữa gây ra acid hóa cơ thể, vì vậy sữa làm mất canxi (thay vì cung cấp canxi cho cơ thể).

Trong sữa có nhiều sản phẩm protein dễ tạo ra acid hóa. Canxi là một chất trung hòa acid. Vậy nên nhiều protein có thể khiến canxi từ xương mất đi do phải trung hòa lượng acid dư trong cơ thể, việc này dẫn đến loãng xương.

Về lý thuyết, các nhà nghiên cứu cho rằng cơ thể bị acid hóa thông qua đo lường pH trong nước tiểu. Tuy nhiên, năm 2011, Fenton và các cộng sự cho thấy không có bất kỳ bằng chứng khoa học nào hỗ trợ lý giải này.

Nghiên cứu của Fenton đặt dấu chấm hết cho lý thuyết Acid-Base cân bằng và sữa gây loãng xương. Tuy nhiên, lý thuyết Acid-Base này cũng khiến các nhà khoa học cẩn trọng hơn trong việc khuyến khích uống sữa như nguồn cung cấp canxi. Thay vào đó, họ khuyên uống sữa có hàm lượng chất béo thấp và dùng nguồn dinh dưỡng đa dạng để cung cấp canxi.

UỐNG SỮA NHIỀU CÓ THẬT SỰ TỐT?

Một nghiên cứu khác năm 2014 tại Thụy Điển cho thấy, nếu uống nhiều hơn 3 ly sữa một ngày có thể tăng rủi ro về bệnh tim mạch, ung thư và tử vong.

Nghiên cứu này cũng bị chỉ trích vì không đủ bằng chứng thuyết phục nhưng cũng đặt ra câu hỏi liệu uống nhiều sữa có thật sự tốt?

Sữa không gây loãng xương như tin đồn nhưng uống quá nhiều sữa cũng không tốt cho sức khỏe. Ngoài ra, có nhiều nguồn dinh dưỡng giàu canxi chứ không chỉ riêng sữa bò, và khi chọn sữa, chúng ta nên lựa chọn loại sữa có hàm lượng chất béo thấp.

4 CÁCH CẢI THIỆN SỨC KHỎE XƯƠNG

Viện Sức khỏe Quốc gia Hoa Kỳ (National Institutes of Health) khuyến cáo các hoạt động giúp cải thiện sức khỏe xương bao gồm:

1. Chế độ ăn cân bằng giàu canxi và Vitamin D (bao gồm sữa có hàm lượng chất béo thấp và thức uống bổ sung canxi).
2. Tăng cường hoạt động thể chất.
3. Không sử dụng chất kích thích và duy trì lối sống lành mạnh.
4. Khám sức khỏe định kỳ.

03 Uống collagen có giúp làm đẹp da?

THÁNG 1/2019, tạp chí Le Journal du Dimanche (JDD) có đăng một bài đánh giá khá thú vị về các nghiên cứu uống collagen có tác dụng trẻ hóa da.[1] Bài đánh giá phân tích tổng hợp 11 nghiên cứu đối chứng ngẫu nhiên trên 805 bệnh nhân uống collagen, trong đó có 8 nghiên cứu dùng collagen hydrolysate, 2 nghiên cứu dùng collagen tripeptide và 1 nghiên cứu dùng collagen dipeptide. Kết quả cho thấy bệnh nhân uống collagen có tác dụng đáng kể trong việc tăng độ săn chắc của da, độ trẻ hóa và phục hồi vết thương.

Đọc kỹ toàn bộ bài viết trên JDD sẽ phát hiện thấy một số thiếu sót về tính thống nhất trong đánh giá kết quả. Một số bài đo độ nhăn da xung quanh mắt trong khi bài khác dùng thang điểm lành vết loét. Thời gian theo dõi kết quả trong những nghiên cứu này khá ngắn (vài tháng). Tuy nhiên, đây là những nghiên cứu có hệ thống đầu tiên về collagen và cả 11 nghiên cứu đều cho thấy không có tác dụng phụ đáng kể khi uống collagen.

Vậy chúng ta có nên uống collagen?

Collagen là thành phần quan trọng trong da, xương và mô. Collagen chiếm 75% khối lượng khô của da và là thành phần chính tạo thể tích và hình dáng của da. Trong cơ thể người, mật độ collagen giảm dần theo thời gian, kéo theo sự mất đàn hồi của làn

---

[1] http://jddonline.com/articles/dermatology/S1545961619P0009X/1

da và các mô kết nối trên cơ thể. Có khoảng 28 loại collagen trong cơ thể, thông dụng nhất là loại 1 (trên da). Collagen liên tục được tái tạo và mất đi mỗi ngày.

Collagen có trong nhiều thức ăn, chủ yếu từ cá, thịt sụn, trái cây họ cam quýt. Nước xúp xương như nước gia vào bún, phở cũng có nhiều collagen. Trái cây và rau quả tươi cũng là một nguồn collagen đáng kể. Khi chúng ta ăn/uống, phần lớn (90%) thức ăn chứa collagen bị phân hủy khi qua dạ dày và ruột non thành các amino acid nhỏ hơn hấp thụ vào máu. Một số nghiên cứu cho thấy cơ thể dùng các amino acid mới bị phân hủy từ collagen trong thức ăn để xây mới và tái tạo collagen.

Loại collagen thực phẩm chức năng bán trên thị trường cũng có thể là một lựa chọn tốt nếu như sản phẩm sản xuất từ nơi uy tín. Cần lưu ý rằng, Cục Dược phẩm Hoa Kỳ (FDA) không kiểm soát thực phẩm chức năng nên nhiều nơi trên nước Mỹ sản xuất collagen chất lượng không rõ ràng và bán tràn lan trên mạng. Uống nhiều collagen có thể gây đầy hơi, chướng bụng và khó đại tiện.

Chúng ta cần thêm nhiều nghiên cứu về collagen. Trong khi chờ đợi, bạn có thể tự làm tăng collagen cho mình một cách tự nhiên với thức ăn chứa nhiều collagen, thậm chí có thể dùng thực phẩm chức năng ở mức độ vừa phải.

04 Tiêm tế bào gốc có giúp chữa bệnh khớp gối?

TẾ BÀO GỐC LÀ GÌ?

Tế bào gốc là tế bào sinh học có khả năng phát triển thành các loại tế bào khác trong cơ thể (khả năng biệt hóa). Tất cả các tế bào trong cơ thể chúng ta chẳng hạn như tóc, da, xương đều bắt nguồn từ tế bào gốc. Có 4 loại tế bào gốc thông dụng là: tế bào gốc trưởng thành, tế bào gốc phôi, tế bào gốc thai và tế bào gốc vạn năng (iPS). Trong trị liệu và thí nghiệm, tế bào gốc trung mô (Mesenchymal Stem Cell - MSC) là loại phổ biến nhất do có nhiều trong xương và mỡ. Hiện nay, tế bào gốc trung mô còn được sản xuất từ tế bào gốc vạn năng.

Mỗi ngày cơ thể chúng ta cần hàng triệu triệu tế bào mới để thay thế các tế bào chết. Khi một nơi trên cơ thể chúng ta bị tổn thương hay hao mòn, như bên trong thành ruột hay lớp da bên ngoài, các tế bào gốc sẽ phát triển thành các tế bào thay thế, đảm bảo cơ thể chúng ta tiếp tục vận hành.

Chính vì đặc điểm kỳ diệu này mà tế bào gốc đã tạo hứng khởi nghiên cứu cho các chuyên viên ngành y, nhất là trong lĩnh vực chống lão hóa, ung thư, đau nhức khớp và y khoa phục hồi tái tạo.

VÌ SAO CHÚNG TA BỊ ĐAU KHỚP?

Có trên một trăm dạng viêm khớp có thể khiến chúng ta bị đau và giảm chức năng vận động. Điểm chung của tất cả các bệnh khớp là tổn thương của lớp sụn bảo vệ ở chỏm đầu xương, từ từ dẫn đến bào mòn lớp sụn, và hai xương ở hai đầu khớp sẽ đụng vào nhau khiến chúng ta bị đau, thay vì có lớp sụn bảo vệ. Tương tự như bánh xe bị mòn lốp, khiến vành bánh xe cọ vào mặt đường kêu ken két.

Viêm khớp do thoái hóa (OA = osteoarthritis) là loại viêm khớp phổ biến nhất do tuổi tác. Tuy nhiên, những phát hiện gần đây cho thấy viêm khớp OA không chỉ đơn giản là do tuổi tác mà còn do nhiều yếu tố khác như các bệnh mãn tính, cân nặng, giới tính. Các liên kết thụ thể dạng viêm như IL-1b, TNF-alpha, hay IL-6 đều tăng trong viêm khớp dạng này.

DÙNG TẾ BÀO GỐC CHỮA VIÊM KHỚP THẾ NÀO?

Vì tế bào gốc có thể phát triển thành nhiều tế bào khác nhau nên trên lý thuyết, dùng tế bào gốc để chữa viêm khớp, nhất là giúp tái tạo lớp sụn bị tổn thương, là một ý tưởng hay. Tuy nhiên, tế bào sụn (chondrocyte) phát triển phức tạp hơn chúng ta nghĩ. Các tế bào sụn chỉ chiếm khoảng 5% phần sụn khớp, phần còn lại của sụn khớp gồm collagen, chất kết nối, nước và chất nhờn. Tế bào sụn sống dựa vào thẩm thấu dinh dưỡng, không có dây thần kinh hay mạch máu hỗ trợ.

Tế bào sụn phát triển từ tế bào gốc trưởng thành, loại phổ biến nhất là tế bào gốc trung mô (MSC). Chính vì vậy, tiêm tế bào gốc trung mô (thay vì các loại tế bào gốc khác) được xem như một giải pháp tối ưu. Một điểm khác nữa là tế bào gốc trung mô có khả năng biệt hóa (biến thành các tế bào khác) hạn chế, thường chỉ thành tế bào xương, sụn và mô mỡ.

Những điểm đặc thù của tế bào sụn khiến cho việc tiêm tế bào gốc MSC thẳng vào khớp nhằm kích thích tái tạo tế bào sụn không hề đơn giản.

Có nhiều câu hỏi đặt ra như: Làm sao chúng ta biết chắc tế bào gốc MSC khi tiêm vào sẽ ngưng quá trình biệt hóa ở tế bào sụn; hay tế bào gốc MSC tiếp tục phát triển thành các tế bào khác như tế bào xương hay mỡ? Việc chữa viêm khớp sẽ không có tác dụng khi chúng ta không thể tái tạo tế bào sụn. Chúng ta có thể làm khớp đau hơn do sản sinh ra thêm tế bào xương hay tế bào mỡ.

Hiện nay, hàng trăm nghiên cứu dùng MSC tiêm vào khớp cho ra những kết quả trái ngược nhau. Nghiên cứu từ tổ chức y tế Mayo Clinic cách đây vài năm cho kết quả khả quan. Hai năm sau, các nghiên cứu độc lập lại không cho thấy sự khác biệt giữa tiêm và không tiêm tế bào gốc MSC trong chữa trị viêm khớp. Hội đồng Khoa học và Sức khỏe Hoa Kỳ (ACSH) thẳng thừng bác bỏ các nghiên cứu về tế bào gốc MSC trong trị liệu viêm khớp gối, cho rằng phương pháp này tốn kém.[1]

Các phân tích tổng hợp (Meta-analysis) gần đây (2019) cho thấy MSC có hiệu quả rất ít trong việc cải thiện viêm khớp.[2] Một nghiên cứu tổng hợp năm 2018 (35 nghiên cứu trên 2.385 bệnh nhân) cho thấy tế bào gốc MSC cải thiện đau khớp nhưng không cải thiện nhiều dung lượng sụn.[3] Quan trọng hơn, rất nhiều nghiên cứu về tế bào gốc bị ảnh hưởng từ các

---

1 https://www.acsh.org/news/2019/02/08/stem-cell-treatments-arthritic-knees-are-unproven-expensive-and-potentially-dangerous-13798

2 https://www.ncbi.nlm.nih.gov/pubmed/30756165

3 https://www.ncbi.nlm.nih.gov/pmc/articles/PMC6141619/

nhà tài trợ. Tuy nhiên, các nghiên cứu về tế bào gốc chữa viêm khớp ngày càng nhiều. Gần đây nhất, một nghiên cứu đối chứng giai đoạn 3 trên 480 người tại bệnh viện Đại học Emory dùng MSC để chữa OA, kết quả sẽ được công bố năm 2021.[1]

NẾU TÔI BỊ ĐAU KHỚP, TÔI CÓ NÊN TIÊM TẾ BÀO GỐC?

- Đầu tiên và quan trọng nhất là bạn cần phải biết mình viêm khớp dạng nào. Các dạng viêm khớp khác nhau cần phương pháp chữa trị khác nhau. Nếu bạn bị viêm khớp do bệnh gút (gout) hay phong thấp (rheumatoid arthritis) thì phương pháp chữa trị hoàn toàn khác. Hiện nay, dùng tế bào gốc MSC chủ yếu chữa viêm khớp do thoái hóa (OA). Thêm nữa, các tế bào gốc MSC hiện nay đa số trích xuất từ chính cơ thể của chúng ta (mô mỡ hay xương) nên việc lấy tế bào gốc phải được thực hiện tại các cơ sở chuyên khoa, tránh bị tai biến hoặc nhiễm trùng.

- Cục Dược phẩm Hoa Kỳ hiện nay vẫn chưa chấp thuận dùng tế bào gốc MSC để chữa viêm khớp do thoái hóa. Vì vậy, cần cẩn thận trước khi muốn dùng thử phương pháp này.

- Các bạn nên thử các phương pháp khác để chữa viêm khớp OA như: tiêm steroid, giảm cân, uống thuốc, vật lý trị liệu hay dùng các thuốc dạng kem bôi trước khi quyết định dùng tế bào gốc.

---

[1] https://clinicaltrials.gov/ct2/show/NCT03818737

05 Giải độc gan: Những đồn đoán và sự thật

DẠO MỘT VÒNG FACEBOOK, tivi, internet, báo chí... bạn sẽ "bắt gặp" không ít quảng cáo các "thuốc" giải độc gan và giải độc cơ thể. Hẳn bạn sẽ thắc mắc vì sao hiện nay nhiều người bị nhiễm độc quá. Gan mình có thật sự bị nhiễm độc không? Uống "thuốc" giải độc gan có thực sự tốt?

Gan là một trong những cơ quan quan trọng nhất và làm việc chăm chỉ nhất từ khi chúng ta sinh ra đến khi mất đi. Gan có nhiều nhiệm vụ quan trọng, trong đó vai trò giải các chất độc tích tụ trong cơ thể là quan trọng nhất. Các chất độc ở đây thường là vi khuẩn, rượu, chất thải từ tế bào, thuốc lá, dược phẩm các loại (trị bệnh mãn tính), các loại mỡ thừa, vitamin liều cao, v.v...

Thông thường, các chất độc vào gan qua đường ruột, hấp thụ vào máu và được dẫn đến gan liên tục. Gan giải độc bằng cách lọc những chất này, làm chất độc hòa vào nước và thải ra ngoài bằng đường tiêu hóa hoặc tiết niệu.

LỜI ĐỒN ĐOÁN THỨ NHẤT: GIẢI ĐỘC GAN TỐT CHO MỌI NGƯỜI

Ở người khỏe mạnh, gan có thể lọc hết các chất độc mà không còn tích tụ lại gì bên trong. Vì vậy, không cần phải uống "thuốc" giải độc nếu bạn khỏe mạnh. Cách tốt nhất để phòng ngừa gan bị nhiễm độc là không ăn uống các chất độc như đã đề cập ở trên. Gan chúng ta được tạo ra để làm rất tốt việc thanh lọc.

Tiến sĩ Stella L. Volpe, từ bệnh viện Đại học Drexel tại Philadelphia nhấn mạnh: không có bằng chứng khoa học nào cho thấy việc thanh lọc (cleanses) là có lợi cho sức khỏe.[1]

Người uống rượu bia thường xuyên hoặc bị các bệnh mãn tính về gan (viêm siêu vi B, C hoặc bệnh miễn nhiễm), chức năng thanh lọc bị suy giảm do các tế bào gan bị tổn thương. Các chất độc do đó có thể tích tụ theo thời gian làm tổn thương gan nghiêm trọng hơn. Tuy nhiên, gan có thể tự phục hồi nếu các chất độc vào gan giảm đi như trường hợp bệnh nhân bỏ rượu bia hoặc chữa khỏi viêm gan siêu vi.

Trong trường hợp gan bị tổn thương và chức năng lọc bị yếu đi, có một số thảo dược được cho là giúp thanh lọc gan mặc dù có rất ít các nghiên cứu lâm sàng chứng minh cho điều này. Bác sĩ Andrew Weil, chuyên viên dinh dưỡng và là giám đốc Trung tâm Y khoa tổng hợp Bệnh viện Đại học Arizona cho biết, có 2 loại dược thảo có thể có tác dụng tốt trong trường hợp gan bị tổn thương.[2] Đó là chiết xuất từ hạt cây kế sữa milk thistle (silybum marianum) và ngũ vị tử schizandra (schisandra chinensis). Chất silybum, chiết xuất dưới dạng silibinin, thường thấy trong nhiều loại dược thảo được quảng cáo giúp giải độc gan. Vì vậy, nếu bạn muốn mua dược thảo thật sự có tác dụng với gan thì nên tìm tên dược chất này. Hạt ngũ vị tử được dùng nhiều trong thuốc Bắc và có tác dụng nhất định đối với bệnh về gan. Một số nghiên cứu trên động vật cho thấy tác dụng của hạt

---

1 http://www.livescience.com/34845-detox-cleansing-facts-fallacies.html

2 http://www.drweil.com/health-wellness/body-mind-spirit/liver-kidney/is-liver-cleansing-dangerous/

này trong việc bảo vệ gan khỏi tích mỡ.[1]

LỜI ĐỒN ĐOÁN THỨ 2: NHIỀU BỆNH PHÁT SINH DO ĐỘC TỐ TRONG GAN TÍCH TỤ

Thực tế không đúng. Các công ty thực phẩm chức năng và các nhà thuốc hay viện cớ này để quảng cáo sản phẩm và khuyến khích mọi người uống "thuốc" giải độc gan ngăn ngừa bệnh. Bác sĩ Weil đã chỉ ra rất nhiều bệnh không phải do độc tố trong gan tích tụ.[2] Trong một số trường hợp ngược lại, các bệnh lý này có thể dẫn đến tích tụ thêm độc tố trong gan nên nếu chỉ uống thuốc giải độc gan mà quên tìm ra căn nguyên của bệnh thì rất nguy hiểm.

LỜI ĐỒN ĐOÁN THỨ 3: "THUỐC" GIẢI ĐỘC GAN KHÔNG CÓ TÁC DỤNG PHỤ

Hằng năm, số lượng bệnh nhân bị ngộ độc gan do dùng thuốc bổ khá nhiều, chiếm đến 10-16% trong tổng số các ca tổn thương gan theo thống kê của DILLIN (Drug Induced Liver Injuried Network).[3] Nói cách khác, cứ 10 bệnh nhân bị tổn thương gan tại Mỹ do thuốc thì có một bệnh nhân là do tự uống thuốc bổ giải độc gan.

Trái với dự đoán uống thuốc bổ gan tốt cho gan, nghiên cứu từ trường Y khoa Hawaii cho thấy, dùng nhiều các loại "thuốc bổ" có thể gây tổn hại đến gan.[4] Các loại dược thảo thường gây tổn thương cho gan điển hình là thảo dược thiên ma (black cohosh), chi

---

[1] https://www.ncbi.nlm.nih.gov/pubmed/27852305

[2] http://www.drweil.com/health-wellness/body-mind-spirit/liver-kidney/is-liver-cleansing-dangerous/

[3] https://www.ncbi.nlm.nih.gov/pubmed/25043597

[4] https://www.ncbi.nlm.nih.gov/pubmed/27402097

hồ tiêu (kava extract), trà xanh đậm đặc (green tea extract). Lưu ý là trà xanh đậm đặc (concentrated green tea) chứ không phải trà xanh thường.

LỜI ĐỒN ĐOÁN THỨ 4: "THUỐC" GIẢI ĐỘC GAN LÀ THUỐC ĐÃ ĐƯỢC CHỨNG NHẬN TỪ CÁC CƠ QUAN CHỨC NĂNG

Hiện nay, "thuốc" giải độc gan bán trên thị trường Mỹ và Việt Nam thường là thuốc bổ, thực phẩm chức năng và vitamin. Do đó, không cần sự kiểm soát của các cơ quan chức năng (như FDA tại Mỹ).[1] Vì vậy, bạn nên tìm hiểu kỹ loại thuốc bổ mình sẽ mua vì nó có thể có những tác dụng phụ nhất định trong khi tác dụng chính thì chưa được chứng minh. Tốt nhất bạn nên tham khảo ý kiến bác sĩ của mình, nhất là trong trường hợp bạn có bệnh về gan.

Tóm lại, nếu bạn khỏe mạnh và không có các bệnh về gan thì không cần phải giải độc mà nên phòng ngừa chất độc bằng cách duy trì nếp sống cân bằng, điều độ mỗi ngày, uống nhiều nước, ăn nhiều rau quả, trái cây tươi, không sử dụng chất kích thích. Trong trường hợp bạn mắc các bệnh về gan, bạn nên tìm cách chữa bệnh hơn là dùng thuốc giải độc gan vì thực phẩm chức năng (không phải thuốc) chỉ là giải pháp tạm thời. Nguy hiểm hơn, do tâm lý đã có thuốc "giải độc", bảo vệ gan nên nhiều người chủ quan, lại càng uống nhiều bia rượu, sử dụng các chất độc hại nhiều hơn dẫn đến tổn thương gan thêm nghiêm trọng.

---

1 https://livertox.nih.gov/Herbals_and_Dietary_Supplements.htm

06 Nước điện giải (alkaline, kangen) có tác dụng chữa trị ung thư hay không?

TÔI NHẬN ĐƯỢC khá nhiều câu hỏi về tính hiệu quả của nước alkaline[1] và nước kangen[2] đối với sức khỏe, đặc biệt là trong chữa trị ung thư.[3]

Một số thông tin lan tràn trên các trang mạng xã hội cho rằng mô tế bào ung thư có tính acid, trong khi các mô khỏe mạnh có tính kiềm. Vì vậy, uống nước alkaline làm tăng độ pH, trung hòa acid ở mô tế bào ung thư và ngăn ngừa ung thư phát triển.

Để hiểu rõ vấn đề này, chúng ta quay trở lại lớp hóa học cơ bản, tìm hiểu về độ pH trong cơ thể người. pH là một chỉ số để đo tính acid hay tính kiềm, nếu chất lỏng có chỉ số pH dưới 7.0 là acid và trên 7.0 là kiềm.

Ở người khỏe mạnh, độ pH trong máu (chứ không phải trong nước tiểu, dạ dày, hay mồ hôi) được giữ ổn định ở mức 7.4. Thông thường, độ pH trong máu có thể dao động từ 7.35 đến 7.45. Trên hoặc dưới mức đó, chúng ta sẽ rơi vào tình trạng nguy hiểm. Vì vậy trong hồi sức cấp cứu (ICU), độ pH trong máu (arterial pH) là một trong những chỉ số tối quan trọng để theo dõi và thay đổi cách điều trị.

Cơ thể chúng ta là một bộ máy kỳ diệu có thể tự điều chỉnh độ pH thông qua hai cơ quan chính là phổi và thận khi xuất hiện bất kỳ sự thay đổi nào. Khi

---

[1] Nước alkaline tên tiếng anh là alkaline ionized water là loại nước uống kiềm, được tạo ra bằng công nghệ điện giải hay điện phân.

[2] Nước kangen là nước uống kiềm giàu khoáng chất, thanh lọc tất cả các tạp chất, và ion hóa thông qua dòng điện phân để thu được hydro có tính hoạt động cao sẵn sàng cho "thêm" điện tử.

[3] https://nuockangen.com/b%E1%BB%87nh-ung-th%C6%B0/

cơ thể chúng ta có nhiều acid (ví dụ như CO2), phổi làm việc bằng cách thở ra nhiều CO2 và trung hòa độ pH. Chẳng hạn, khi tập thể dục, vì cơ thể cần bài tiết acid để giữ độ pH ổn định nên chúng ta thở nhanh và mạnh hơn.

Thực tế, đúng là tế bào ung thư (và cả tế bào thường) không thể sống trong môi trường kiềm (độ pH cao, thường > 8.0). Vì vậy, nhiều người cho rằng bằng cách nào đó (uống nước có chất kiềm) đưa kiềm vào cơ thể thì sẽ làm tế bào ung thư không phát triển được.

Đây là một quan điểm sai lầm.

Trước hết, khi chúng ta uống nước alkaline (hoặc nước kangen) thì 1 phút sau, nước này đến dạ dày, nơi có độ pH là 2.0-3.0 (nồng độ acid cao giúp việc tiêu hóa thức ăn dễ dàng), nước alkaline sẽ bị acid hóa (trở nên trung tính) không còn độ pH 8.0-9.0 như ban đầu. Nước alkaline khi đến ruột non (là nơi hấp thụ phần lớn dinh dưỡng) và ruột già thì trở thành nước... thường, hay như bất kỳ nước nào khác chúng ta uống. Sau khi có thêm các enzyme từ tuyến tụy, dịch thức ăn của chúng ta hơi có tính kiềm tự nhiên, chứ không phải do uống alkaline.

Khi nước alkaline này vào được máu thì lập tức cơ thể sẽ tự điều chỉnh độ pH thành 7.4 để bảo đảm môi trường tối ưu cho các protein và enzyme. Cuối cùng, nước alkaline nếu đến được các mô tế bào ung thư thì cũng sẽ như bất kỳ loại nước nào chúng ta uống.

Nếu uống quá nhiều nước alkaline, do tính kiểm soát chặt chẽ độ pH của cơ thể, chúng ta cũng sẽ đi tiểu ra nước kiềm. Nhiều người đo độ pH nước tiểu của mình và mừng rỡ khi thấy độ acid giảm, trong khi thực tế độ pH của máu luôn ổn định ở mức 7.4.

Lý luận tế bào ung thư có chất acid cũng không đúng. Thật ra các mô xung quanh tế bào ung thư, do dùng oxygen và năng lượng nhiều, nên sản sinh ra acid chứ tự thân các tế bào ung thư không có tính acid.

Trên Pubmed, không có bất kỳ nghiên cứu đối chứng nào về tác dụng của nước alkaline với ung thư hay các bệnh khác. Có một vài nghiên cứu nhỏ trên chuột và vitro (ống thử nghiệm) cho thấy tác dụng khả quan của alkaline nhưng những nghiên cứu này không đủ độ mạnh để phân tích. Nói tóm lại, nước alkaline (hay kangen) không có tác dụng chữa trị và ngăn ngừa ung thư hay bất kỳ tác dụng chữa bệnh nào. Tuy nhiên, uống nước alkaline có thể có tác dụng tâm lý.

Y khoa hiện đại thường bỏ quên yếu tố trị liệu tâm lý thông qua thực phẩm. Việc uống nước alkaline thường xuyên sẽ khiến cơ thể được dung nạp nước đầy đủ và các bệnh cơ bản (kể cả ung thư) có thể được cải thiện đôi chút. Trị liệu tâm lý cũng rất quan trọng trong điều trị ung thư. Khi bệnh nhân ung thư nghe nước alkaline có thể chữa bệnh thì họ sẽ thấy tinh thần lạc quan hơn, hệ miễn dịch hoạt động tốt hơn và việc điều trị có thể cho kết quả tốt hơn.

Cuối cùng, câu trả lời của tôi cho câu hỏi “Có nên mua máy Kangen không?” là nên. Nếu có điều kiện về tài chính, bạn có thể mua để đổi lấy tác dụng tâm lý có thể có khi dùng máy. Nhưng thật ra không có máy cũng không sao, vì chỉ cần uống đầy đủ 2 lít nước mỗi ngày thì tác dụng cũng tốt như uống nước alkaline mà thôi. Những ai có bệnh sử về tim và thận nên chú ý khi uống nhiều nước.

07 Hiểu đúng về điều trị ung thư bằng thực phẩm chức năng, Đông y

Một số người cho rằng Đông y, thực phẩm chức năng, thuốc nam cũng có tác dụng chữa trị ung thư. Ở đây tôi muốn chia sẻ một trong những nghiên cứu chi tiết và gần nhất về thuốc chữa trị ung thư khác (Complimentary Medicine – CM) bao gồm Đông y, thực phẩm chức năng, thuốc nam v.v... khi đối chiếu trực tiếp với điều trị ung thư bằng phương pháp thường quy (hóa trị, xạ trị, phẫu thuật, trị liệu hormone hoặc miễn dịch).

Nghiên cứu của nhóm bác sĩ Skyler Johnson từ trường Y khoa Yale[1] trên 1.900.000 bệnh nhân tại 1.500 bệnh viện chuyên chữa trị ung thư khắp Hoa Kỳ từ năm 2004 đến 2013 cho thấy:

- Bệnh nhân ung thư chữa trị bằng phương pháp khác có tỷ lệ sống sót ít hơn 5 năm khi so sánh với phương pháp thông thường (82.2% so với 86.6%), rủi ro tử vong thuộc nhóm này cũng cao hơn.
- Không có mối liên hệ nào giữa tỷ lệ sống sót với phương pháp khác (CM) khi tính đến yếu

[1] https://jamanetwork.com/journals/jamaoncology/article-abstract/2687972

tố chậm trễ hoặc từ chối phương pháp thông thường trong chữa trị.

Như vậy, chỉ dùng riêng các thảo dược, thực phẩm chức năng là không đủ để điều trị ung thư. Điều này giải thích vì sao các bệnh nhân ung thư giai đoạn 2-4 sau khi dùng thực phẩm chức năng vẫn tử vong.

Tuy nhiên, các thực phẩm chức năng và thuốc Đông y có vai trò quan trọng mà chúng ta ít nói đến: giá trị tinh thần hay còn gọi là giả dược (placebo effect).[1] Giá trị tinh thần làm chất lượng cuộc sống bệnh nhân tốt hơn, họ ít chịu tác dụng phụ của hóa trị hoặc xạ trị, dẫn đến bệnh nhân dễ chấp nhận cách chữa trị này hơn.

Vì vậy, ngày càng có nhiều nghiên cứu về chữa trị ung thư kết hợp giữa phương pháp thông thường, sử dụng thực phẩm chức năng và điều trị Đông y, nhằm phát huy tối đa tác dụng chữa trị.

Tốt nhất bệnh nhân ung thư nên trao đổi với bác sĩ của mình về các thuốc và dược phẩm khác mình có ý định dùng để chữa trị ung thư, vì rất nhiều loại thuốc có tác dụng phụ (như Fucoidan, củ nghệ, đông trùng hạ thảo... làm tăng rủi ro xuất huyết).

---

1 https://www.cancer.org/treatment/treatments-and-side-effects/clinical-trials.html

08 Sự thật về vaccine Mỹ chữa ung thư?

Gần đây, trên Facebook và Internet chia sẻ nhiều bài viết với nội dung: Mỹ đã nghiên cứu thành công vaccine chống ung thư. Vậy thực tế thì vaccine ung thư đang ở đâu trong trị liệu ung thư?

Ở góc độ khám chữa bệnh thì tin "vaccine chữa ung thư thành công" là không đúng vì vaccine này mới chỉ thử nghiệm thành công trên chuột, chỉ nên được gọi là đang nghiên cứu. Tuy nhiên, chúng ta đang có những tiến bộ nhất định trong việc tìm ra cách chữa và ngăn ngừa ung thư.

Tại Hoa Kỳ (và nhiều nơi thế giới) để có bất kỳ thuốc hay vaccine chữa bệnh được cấp phép chữa trị thì nhà khoa học và nhà sản xuất phải nghiên cứu hàng chục năm, thực hiện hàng ngàn cuộc thử nghiệm và thử nghiệm lâm sàng thành công.

Trong thử nghiệm lâm sàng, thuốc hay vaccine phải trải qua nhiều giai đoạn:

- Giai đoạn 1, là giai đoạn cơ bản nhất, thuốc và vaccine sẽ được thử nghiệm trên một số rất ít bệnh nhân (10-15 người) để xem tính hiệu quả và độ an toàn;
- Giai đoạn 2, thử nghiệm trên nhiều người hơn, nhấn mạnh vào độ an toàn;
- Giai đoạn 3, thử nghiệm đối chứng trên vài ngàn bệnh nhân trước khi nộp đơn xin giấy phép sản xuất;
- Giai đoạn 4 là sau khi thuốc đã được cấp phép sử dụng.

Trở lại chuyện vaccine ung thư. Từ năm 2018, bắt nguồn từ nghiên cứu của nhóm Giáo sư Levy trường Đại học Stanford, California, tin này đã được đăng nhiều lần trên tạp chí khoa học uy tín Science Translational Medicine.

Giáo sư Levy và đồng nghiệp nghiên cứu vai trò của hệ miễn dịch, đặc biệt là tế bào miễn dịch T cell. Trong cơ thể người, tế bào T (T cell lymphocyte) cực kỳ quan trọng do tính thông minh, sự kết hợp các tế bào miễn dịch, và khả năng truy tìm các vật thể ngoại lai xâm nhập vào cơ thể (virus hay nhiễm trùng). Giáo sư Levy kết hợp hai chất khác nhau (Unmethylated CG hay còn gọi là CpG lên thụ thể TLR9 và kháng thể Anti-OX40) để kích hoạt tế bào miễn dịch T cell (CD4/CD8), tăng khả năng bám dò, tìm ra bề mặt của tế bào ung thư, sau đó tiêu diệt tế bào ung thư. Bằng cách này, Giáo sư Levy đã "huấn luyện" các tế bào T thành các tế bào đặc biệt chống ung thư.

Nhóm giáo sư Levy thử nghiệm trên chuột mắc ung thư Lympho, ung thư ruột, ung thư da và ung thư vú cho kết quả rất khích lệ khi hầu như tất cả các khối u biến mất. Tuy nhiên, nghiên cứu trên chuột khác xa với người. Các bệnh lý trên chuột là do chúng ta tạo ra nên đôi khi không phản ánh đúng tính phức tạp của bệnh trên người.

Dù vậy, các thành công khi thử nghiệm ở chuột đã khuyến khích các nhà nghiên cứu đi xa hơn. Hiện nay, các nhà nghiên cứu của bệnh viện Stanford đang thử nghiệm giai đoạn 1 của thuốc này trên người cho bệnh ung thư lympho (mã thử nghiệm NCT03410901) tại clinicaltrials.gov.

Từ giai đoạn 1 cho đến những giai đoạn kế tiếp có thể mất 5-10 năm do cần thêm dữ liệu và tài chính. Thử nghiệm của nhóm giáo sư Levy chỉ trên một loại bệnh ung thư. Để vaccine có hiệu quả trên nhiều loại ung thư khác dĩ nhiên càng sẽ mất thêm thời gian.

Tóm lại, các tiến bộ trong nghiên cứu về hệ miễn dịch đã đưa các ý tưởng chữa trị ung thư gần thực tế hơn nhưng chúng ta vẫn còn một con đường rất xa phía trước.

09 Những hiểu lầm tai hại trong chữa trị ung thư

UNG THƯ VÀ BỆNH TIM MẠCH hiện đang là hai bệnh gây tử vong cao nhất hiện nay.[1] Trong giai đoạn 2007-2017, Hoa Kỳ có tỷ lệ người tử vong do ung thư đến 15%.[2]

Việc chữa trị ung thư đã cải thiện rất nhiều trong những năm qua. Mặc dù vậy, vẫn có rất nhiều hiểu lầm tai hại về ung thư và cách chữa trị, dẫn đến cơ hội cho những người "buôn bán cách chữa trị ung thư", gây nguy hiểm đến tính mạng và ảnh hưởng đến tâm lý người bệnh cũng như gia đình bệnh nhân.

Dưới đây là tổng hợp các kết quả nghiên cứu được trích dẫn từ Viện Ung thư Hoa Kỳ[3] và bệnh viện Mayo Clinic,[4] cùng với những nghiên cứu khác liên quan đến những hiểu lầm tai hại về bệnh ung thư.

---

1 https://www.cdc.gov/nchs/fastats/leading-causes-of-death.htm

2 https://seer.cancer.gov/report_to_nation/special.html

3 https://www.cancer.gov/about-cancer/causes-prevention/risk/myths

4 https://www.mayoclinic.org/diseases-conditions/cancer/in-depth/cancer/art-20046762

UNG THƯ LÀ BẢN ÁN TỬ HÌNH

Nhiều bệnh nhân khi nghe chẩn đoán mình bị ung thư liền nghĩ ngay rằng mình sẽ chết. Thực tế không phải như vậy. Tỷ lệ sống sót sau khi chẩn đoán và chữa trị ung thư sau 5 năm ở nhiều loại ung thư như: ung thư vú, ung thư tuyến tiền liệt, ung thư tuyến giáp đều trên 90%; tỷ lệ sống sót chung của tất cả các ung thư sau 5 năm là 67%. Do sự phát triển của kỹ thuật và trị liệu ung thư, nhiều loại ung thư đã giảm hẳn tỷ lệ tử vong như ung thư hắc tố da giảm trên 6%, ung thư phổi giảm trên 4%.

Do kỹ thuật chẩn đoán hiện đại hơn nên nhiều loại ung thư được chẩn đoán chính xác hơn và số người tử vong vì ung thư giảm rõ rệt. Một số loại ung thư khác có thể tăng tỷ lệ tử vong, nhưng nhìn chung, tỷ lệ tử vong vì ung thư đã giảm.

Nhiều bài viết trên mạng xã hội lập luận rằng, chữa ung thư bằng Tây y vẫn tử vong như thường, vì vậy, bệnh nhân nên chữa theo cách của họ (như dùng thực dưỡng) thì tốt hơn. Trong khi các lập luận này không có bằng chứng, các thống kê từ NIH chỉ ra rõ ràng tỷ lệ tử vong do ung thư đã giảm đáng kể nhờ chữa trị kết hợp.

ĂN UỐNG THỰC PHẨM CÓ ĐƯỜNG LÀM UNG THƯ PHÁT TRIỂN NHANH

Các nghiên cứu cho thấy tế bào ung thư thường hấp thu nhiều đường hơn. Thực tế, không có nghiên cứu nào cho thấy ăn uống thực phẩm có đường sẽ làm ung thư phát triển nhanh hơn. Ngược lại, ăn uống kiêng khem đường cũng không giảm tế bào ung thư. Tuy nhiên, ăn quá nhiều đường có thể dẫn đến béo phì và tiểu đường thì có thể làm bệnh ung thư trầm trọng hơn.

UNG THƯ DỄ BỊ LÂY KHI TIẾP XÚC VỚI NGƯỜI BỊ UNG THƯ

Nhìn chung ung thư không phải là bệnh truyền nhiễm. Có vài trường hợp ngoại lệ như ung thư có thể do một loại vi khuẩn hay virus, chẳng hạn như H. Pylori hay HPV. Lây nhiễm các vi khuẩn và virus có thể dẫn đến ung thư chứ tế bào ung thư không thể lây từ người này sang người khác.

QUAN ĐIỂM SỐNG TÍCH CỰC HAY TIÊU CỰC CÓ THỂ ẢNH HƯỞNG ĐẾN RỦI RO MẮC UNG THƯ HOẶC KHẢ NĂNG CHỮA LÀNH BỆNH UNG THƯ

Nhân sinh quan hay cách sống có thể làm bệnh nhân chiến đấu với bệnh ung thư tốt hơn, họ có thể có mạng lưới hỗ trợ tốt hơn, nhưng không có nghiên cứu nào cho thấy quan điểm sống tích cực có thể giảm rủi ro mắc ung thư hay khả năng chữa lành bệnh. Tuy nhiên, nghiên cứu cũng chỉ ra tâm lý tốt giúp hệ miễn dịch ổn định, khiến khả năng chiến đấu với ung thư tốt hơn.

THĂM KHÁM BÁC SĨ THƯỜNG XUYÊN VÀ KỸ THUẬT Y KHOA HIỆN NAY CÓ THỂ TẦM SOÁT TẤT CẢ CÁC LOẠI UNG THƯ

Tuy rằng thăm khám bác sĩ thường xuyên sẽ tăng khả năng truy tìm (tầm soát) ung thư ở giai đoạn đầu. Nhưng ung thư là một bệnh phức tạp, có thể xảy ra ở nhiều cơ quan với tốc độ phát triển khác nhau nên không thể bảo đảm dò tìm được tất cả các loại ung thư sớm. Các quảng cáo truy tầm tất cả các loại ung thư sớm đều chưa có cơ sở khoa học.

UNG THƯ LUÔN GÂY RA ĐAU ĐỚN

Nhiều loại ung thư mới bắt đầu không hề có triệu chứng đau. Thường khi ung thư di căn vào xương hoặc các cơ quan khác sẽ dẫn đến đau đớn. Bạn nên đi kiểm tra bác sĩ ngay khi có các khối u hay hạch không đau.

THỰC DƯỠNG CHỮA KHỎI UNG THƯ

Không có nghiên cứu nào chỉ ra chỉ dùng thực dưỡng có thể chữa hoàn toàn ung thư. Tuy nhiên, thực phẩm và dinh dưỡng có vai trò quan trọng trong chữa trị và hồi phục ung thư. Nhiều bệnh nhân nghe theo thực dưỡng chữa ung thư đã tử vong vì suy dinh dưỡng, chứ không phải ung thư.

PHẪU THUẬT KHIẾN UNG THƯ LAN RỘNG (DI CĂN)

Không có nghiên cứu nào chỉ ra phẫu thuật cắt bỏ khối u có thể khiến ung thư dễ lây lan (do chảy máu và tổn thương đến cơ quan kế bên). Thực tế, phẫu thuật khối u là một trong những cách chữa ung thư thành công nhất do cắt bỏ hoàn toàn khối u. Một số bệnh nhân sau khi phẫu thuật xong thấy yếu hơn và nghĩ ung thư có thể lây lan đến những chỗ khác.

BÁC SĨ TÂY Y THƯỜNG KHÔNG THÍCH DÙNG THUỐC NAM HAY THUỐC KHÁC ĐỂ CHỮA TRỊ UNG THƯ

Bác sĩ Tây y hiểu rõ tầm quan trọng của trị liệu tổng hợp và tâm lý người bệnh ung thư nên không cấm đoán các phương pháp chữa trị khác. Ngược lại, bác sĩ thường kết hợp trị liệu chính với các trị liệu này, miễn là không tương tác hoặc có tác dụng phụ lên trị liệu chính. Lưu ý là các trị liệu khác (Complement and Alternative Medicine) chỉ là trị liệu hỗ trợ, không phải là trị liệu chính trong chữa trị ung thư.[1]

DƯỢC THẢO TỰ NHIÊN LÀ AN TOÀN TRONG CHỮA TRỊ UNG THƯ

Nhiều dược thảo tự nhiên có thành phần hóa học như cỏ St. John có thể tương tác với thuốc trị ung thư khiến thuốc này không hữu hiệu. Cây kava kava (họ hồ tiêu) dùng trị trầm cảm có thể gây tổn thương gan. Vì vậy, bệnh nhân nên nói chuyện với bác sĩ chữa trị về các dược thảo mình muốn dùng trong điều trị ung thư.

CÁCH CHỮA TRỊ CÙNG MỘT LOẠI UNG THƯ LÀ GIỐNG NHAU

Mỗi cơ thể đều khác nhau nên cách chữa ung thư cũng sẽ khác nhau, cho dù là cùng một loại ung thư hoặc cùng giai đoạn. Ví dụ như chữa trị ung thư phổi sẽ khác nhau giữa một người nữ 30 tuổi và một người nam 70 tuổi. Điều này chỉ ra ung thư là một bệnh có tính cá nhân cao và sự điều trị tùy vào cơ địa và hoàn cảnh mỗi người. Các quảng cáo chữa ung thư hay một loại thuốc có thể chữa bách bệnh càng không đúng.

VÌ SAO BÁC SĨ CỦA TÔI KHÔNG NÓI: "BẢO ĐẢM CHỮA HẾT BỆNH UNG THƯ" HOẶC "BỆNH KHÔNG HẾT THÌ KHÔNG TRẢ TIỀN"?

Vì bác sĩ hiểu rõ ung thư là một bệnh phức tạp, tùy vào loại ung thư, giai đoạn, hay cơ thể mỗi người mà cách chẩn đoán và chữa trị khác nhau. Vì vậy,

---

[1] https://www.cancer.gov/about-cancer/treatment/cam

các quảng cáo "chữa ung thư bảo đảm" thường là sai và không có bằng chứng y học. Y khoa là một ngành khoa học, chứ không phải ngành bán hàng nên bác sĩ không đảm bảo sản phẩm chữa trị. Thực tế, các quảng cáo bảo đảm chữa trị trong y khoa thường bị kiện ra tòa.

Nói tóm lại, chữa trị ung thư là quá trình chữa trị phức tạp, đòi hỏi chẩn đoán đúng, thảo luận thường xuyên giữa bác sĩ và bệnh nhân. Bác sĩ chữa trị ung thư cần lắng nghe và trả lời những thắc mắc của bệnh nhân, kể cả các câu hỏi về sử dụng thực phẩm chức năng, thảo dược, hay bất kỳ phương pháp nào để chữa trị ung thư.

10 Sự thật về vi khuẩn "ăn thịt người" Whitmore

Gần đây, mạng xã hội tràn ngập tin tức về vi khuẩn "ăn thịt người" Whitmore. Thật ra, bệnh này đã có từ rất lâu tại Việt Nam và các nước nhiệt đới khác. Thái Lan đặc biệt có nhiều người mắc bệnh này, đến mức phần lớn các báo cáo và nghiên cứu trên thế giới về bệnh này đều xuất phát từ Thái Lan, thậm chí họ từng trải qua một đợt dịch lớn.

Bệnh Whitmore do một loại vi khuẩn có tên là Burkholderia pseudomallei, do Bác sĩ Afred Whitmore mô tả năm 1912 tại Miến Điện, từ đó lấy tên Whitmore. Vi khuẩn này sống trên bề mặt nước và trong đất bùn, nhiều nhất là ở vùng nhiệt đới châu Á. Gọi vi khuẩn BP ăn thịt người là một cách gây tò mò vì vi khuẩn (hay bất kỳ nhiễm trùng nào) đều có thể làm hoại tử (chết mô). Trong y khoa, có một loại vi khuẩn nổi tiếng hơn vì tốc độ gây hoại tử (ăn thịt người) cực nhanh là liên cầu khuẩn A Streptococcus (GAS) Bacteria, đây cũng là loại vi khuẩn gây viêm họng.

Nói vậy để chúng ta hiểu rằng vi khuẩn tồn tại ở mọi lúc, mọi nơi trên da chúng ta. Khi da bị tổn thương, vi khuẩn sẽ xâm nhập vào bên trong cơ thể qua đường máu, dẫn đến nhiễm trùng. Vi khuẩn Whitmore cũng xâm nhập vào cơ thể chúng ta như vậy. Khi tay chân bị trầy xước lại tiếp xúc với bùn đất, vi khuẩn sẽ đi vào trong máu, phát triển và gây bệnh.

Tin mừng là đa số chúng ta nếu bị nhiễm vi khuẩn này (qua đường máu hay đường hô hấp) thì cũng không quá đáng lo ngại vì cơ thể chúng ta có hệ miễn dịch đủ mạnh để chống lại chúng.

Nếu cơ thể chúng ta yếu (mắc các bệnh mãn tính như tiểu đường, bệnh phổi mãn tính, ung thư, bệnh miễn dịch) sẽ dẫn đến sức đề kháng suy giảm, vi khuẩn Whitmore có cơ hội xâm nhập vào cơ thể và phát triển thành bệnh.

Khi vào bên trong cơ thể, vi khuẩn Whitmore phát tán khắp nơi và gây bệnh. Triệu chứng của bệnh này thường không rõ ràng, bệnh nhân thường chỉ có những triệu chứng như: cảm thấy mệt mỏi, sốt, đau nhức cơ thể, hay buồn ngủ, khiến cho việc chẩn đoán diễn ra chậm. Phổ biến nhất là người bệnh bị nhiễm trùng máu (biểu hiện nặng nhất, chiếm khoảng 40-60% số ca), nhiễm trùng phổi (như bệnh lao phổi), và nhiễm trùng da (hoại tử da, tạo áp xe). Chẩn đoán bệnh này có thể dựa vào bệnh sử, cấy vi khuẩn từ máu, dịch hay mủ để tìm.

Bệnh Whitmore khiến nhiều người lo lắng là do nhận thức về bệnh này của người dân còn chưa được chú trọng. Câu chuyện tại Thái Lan là một ví dụ. Trước khi đại dịch xảy ra, người dân Thái Lan thường không mang ủng khi tiếp xúc với đất bùn. Sau này, số ca bệnh giảm hẳn do người dân biết cách bảo vệ chân không bị trầy xước, tránh để vi khuẩn Whitmore xâm nhập.

Điểm quan trọng khác là quá trình chẩn đoán bệnh diễn ra thường sai và chậm, dẫn đến các biến chứng của bệnh gây nên tâm lý hoang mang cho mọi người. Chữa trị bệnh Whitmore khá đơn giản, có thể dùng trụ sinh IV ceftazidime.[1]

Vi khuẩn Whitmore có thể được dùng làm vũ khí sinh học do những đặc điểm bệnh lý khó nhận biết mà nó gây ra.

Để phòng tránh bệnh Whitmore, các bạn nên:

- Dùng ủng, găng tay cao su bảo vệ chân tay khi tiếp xúc với sình, đất ở vùng có dịch.
- Kiểm tra sức khỏe ngay nếu có các triệu chứng mệt mỏi sau khi tiếp xúc với bùn đất hay di chuyển qua vùng dịch.
- Kiểm soát tốt các bệnh mãn tính.

[1] https://www.cdc.gov/melioidosis/index.html

11 Cẩn thận với mạng xã hội và báo chí viết về sức khỏe

"First, do no harm - Trước tiên, đừng gây hại" là lời tôi muốn nhắn gửi đến tất cả các trang viết về sức khỏe trên mạng xã hội và báo chí. Bạn không biết là mình có thể giết người nếu đăng không đúng sự thật hoặc thiếu sự thật.

Dạo một vòng mạng xã hội và một số các trang báo mạng của Việt Nam, có rất nhiều các chủ đề về sức khỏe nổi lên như nấm sau mưa. Từ chuyện vaccine Quinvaxem và Pentaxim làm cho bao gia đình điêu đứng và mệt mỏi với cả trăm bài báo, hàng nghìn ý kiến của các chuyên gia và blogger chưa dứt, thì lại rộ lên chuyện đẻ xong mất thận.[1] Điều này cho thấy sức mạnh của truyền thông, báo chí trong các vấn đề sức khỏe và nhu cầu tìm hiểu về sức khỏe của người dân là rất lớn. Tuy nhiên, có một vấn đề ít ai đặt ra là có bao nhiêu phần trăm sự thật trong số các bài viết về sức khỏe trên mạng xã hội? Là độc giả thông minh, hãy biết cách chọn lựa và tiếp nhận thông tin giữa hàng trăm, hàng ngàn bài viết được tạo ra hằng ngày.

Trong bài này, tôi sẽ phân tích về truyền thông y khoa (báo chí, mạng xã hội) viết về các đề tài sức khỏe dựa trên các nghiên cứu và quan sát từ Việt Nam và Mỹ. Bài viết này không nói đến các bài báo tập san y khoa chuyên ngành.

---

[1] http://laodong.com.vn/xa-hoi/mat-than-sau-ca-mo-de-dau-la-su-that-410809.bld

Câu hỏi đầu tiên là các bài viết về sức khỏe thường có đúng không? Một thực tế hiển nhiên là ít người tự đặt câu hỏi cho bản thân là các bài viết hoặc phóng sự trên truyền hình về sức khỏe có đúng và trung thực? Vì theo khán giả thì cứ thông tin gì đã lên tivi hoặc lên báo thì phải đúng.[1] Trên mạng xã hội thì bài được share từ bạn của mình thì chắc là có lý hoặc đúng. Một số người mặc định như vậy và đón nhận tin tức một cách thụ động vì cho rằng thông tin đã qua kiểm duyệt rồi. Nhìn từ vụ Quinvaxem và Pentaxim, trong khi nguồn tin chính thống từ Bộ Y tế chỉ nhỏ giọt, thậm chí có lúc trái ngược, thì một bộ phận các trang báo mạng, trang tin điện tử và người dùng mạng xã hội đua nhau đăng bài, chia sẻ và bàn luận sôi nổi gây ảnh hưởng đáng kể đến tâm lý người đọc. Kết quả là Quinvaxem bị đánh hội đồng một thời gian và Pentaxim thì cực kỳ khan hiếm.

Trong giới y khoa, khi một bài viết được đăng tải, câu hỏi đầu tiên của độc giả là báo này có tin được không? Kế đó là thông tin trong bài có hợp lý không? Tác giả là ai, có phải là người có chuyên môn trong lĩnh vực này không? Trong khi đó với báo hoặc facebook thường viết về sức khỏe, câu hỏi đầu tiên của người đọc là có liên quan đến mình không? Nếu có thì họ sẽ đọc và bị cuốn theo, quên đi những câu hỏi như trong giới y khoa.

Một nghiên cứu tại Mỹ năm 2008 của Schwitzer về các bài báo viết về sức khỏe cho thấy phần lớn những thông tin đó là không đúng sự thật.[2] Theo dõi

---

1 http://americanvision.org/1361/i-know-its-true-because-i-saw-on-tv-2/

2 http://journals.plos.org/plosmedicine/article?id=10.1371/journal.pmed.0050095 và http://www.theguardian.com/commentisfree/2008/jun/21/2

500 bài báo trong vòng 22 tháng, các tác giả rút ra nhận xét: khoảng 62-77% các bài viết không chỉ rõ chi phí điều trị, các tổn hại, các rủi ro và lợi ích, và chất lượng của bằng chứng thông tin của các phương pháp điều trị trong các bài viết về sức khỏe.

Dạo một vòng các trang báo mạng tại Việt Nam về vấn đề vaccine, có thể thấy ít nhất vài lỗi từ bảng thống kê trên. Ví dụ, khi nói về Quinvaxem, thì bài viết không nói về chất lượng của bằng chứng, không có con số thống kê cụ thể khi nói về tỷ lệ tử vong trên bao nhiêu triệu mũi tiêm. Khi nói về Pentaxim thì không nói về giá cả của Pentaxim và những rủi ro của vaccine dịch vụ này. Khi nói về vaccine Infanrix Singapore thì không hề đề cập đến tỷ lệ tử vong. Những bài viết sức khỏe khác, chúng ta cũng sẽ thấy ngay các điểm bất cập nêu trên.

Trên mạng xã hội thì có hàng trăm trang về sức khỏe. Theo luật pháp Việt Nam và Mỹ, chỉ có bác sĩ có chứng chỉ hành nghề hoặc người được cấp bằng chuyên môn mới có thể tư vấn sức khỏe. Chủ các trang sức khỏe trên mạng xã hội tư vấn sức khỏe nhưng không cung cấp thông tin mình là ai, trong khi đó lại share thông tin theo phong trào và hướng dư luận theo kiểu giật tít. Điều đáng nói là các trang chính thống của bệnh viện và bác sĩ thì ít được quan tâm, trong khi các trang sức khỏe "lá cải" thì nhiều người theo dõi và ủng hộ hơn. Tính tò mò và thích chia sẻ các tin giật gân của người đọc khiến các trang này nhanh chóng có được nhiều lượt view hơn.

Vậy thì vì sao các bài viết về sức khỏe thường không đúng hoặc thiếu sự thật? Trong một nghiên cứu khác, các tác giả đã chỉ ra những lý do sau đây:

người viết thiếu kiến thức chuyên môn, thiếu thời gian để tìm hiểu và chuẩn bị do áp lực phải kịp giờ lên báo, thiếu chỗ để đăng bài vì không gian và thời gian có hạn trên báo, facebook và truyền hình.

Một điểm quan trọng khác khiến báo chí viết về sức khỏe thường không đúng hoặc thiếu sự thật là mâu thuẫn lợi ích. Báo chí, facebook và TV phần nào phải sống nhờ lượng view từ khán giả, vì thế những bài viết "giật gân" ra đời, và sự hưởng ứng, những cái like, share của độc giả như một hành động tiếp tay cho các trang báo mạng, các trang mạng xã hội.

Vậy khi các bác sĩ và chuyên viên y tế viết bài về sức khỏe thì sao? Câu trả lời là có thể tốt hơn, vì họ có kiến thức y khoa cơ bản, nhưng vẫn có thể có những mâu thuẫn lợi ích và mục đích khác nhau. Nếu các bác sĩ và chuyên viên viết bài chỉ nhằm mục đích giúp bệnh nhân thì sẽ có tính trung thực hơn là bài viết quảng cáo sản phẩm.

Một câu chuyện thú vị về vấn đề này liên quan đến bác sĩ chuyên khoa ngoại lồng ngực Mehmet Oz tại Mỹ. Ông là giáo sư phẫu thuật và phó trưởng khoa của trường Y nổi tiếng Columbia University tại New York. Ông cũng là một ngôi sao với hàng ngàn bài nói chuyện và video. Bác sĩ Oz quảng bá một số sản phẩm giảm cân trong các bài nói chuyện của mình. Một số nhà nghiên cứu vào cuộc và họ nhận ra bài nói chuyện về thực phẩm giảm cân không đúng. Kết quả là công ty Applied Food Science do bác sĩ quảng cáo bị Cục Thương mại Liên bang phạt 3,5 triệu đô la vì nói thiếu sự thật.[1]

[1] http://intheloop.mayoclinic.org/discussion/seeking-integrity-not-absolute-truth-in-medical-journalism/

Vậy giải pháp tốt nhất cho các vấn đề trên là gì? Dựa vào các nghiên cứu trên, các tổ chức chuyên môn về nghề báo viết về sức khỏe được hình thành cùng với các tổ chức chuyên xem xét và đánh giá các bài báo nhằm bảo vệ người đọc và bệnh nhân.[1] Khán giả có thể góp ý và nhờ các tổ chức này điều tra tính trung thực và sự thật của các bài báo.

Đó là tại Mỹ và Úc, còn ở Việt Nam thì giải pháp nào cho độc giả khi đứng trước một rừng thông tin báo mạng, báo giấy và mạng xã hội?

Trước hết, bạn nên đọc thật kỹ toàn bài báo về sức khỏe mà mình quan tâm. Nên tìm hiểu xem bài này đăng ở báo nào, trang nào, có uy tín không? Tác giả có chuyên viết về sức khỏe hay không? Tác giả có phải là bác sĩ đang hành nghề không? Tác giả có khai báo tên tuổi và bằng cấp của mình không? Tác giả và báo có dụng ý giật tin và câu view với tiêu đề "đao to búa lớn" không? Bạn cũng nên tìm đến bác sĩ để được tư vấn và hỗ trợ. Đừng vì tin theo một bài báo đáp ứng đúng mối quan tâm mà gây ảnh hưởng đến sức khỏe của mình và người thân.

---

1 http://www.cbsnews.com/news/dr-oz-endorsed-green-coffee-bean-diet-study-retracted/ và http://www.healthnewsreview.org/

PHẦN 02

SỨC KHỎE - DINH DƯỠNG - LÀM ĐẸP

SỨC KHỎE

01 Các chỉ số sức khỏe quan trọng cần nhớ

Có những chỉ số sức khỏe quan trọng mà bạn nên nhớ vì những con số này, cho dù bạn đi đâu, khám bác sĩ nào, đều sẽ cho bác sĩ biết về tình trạng bệnh của bạn.

1. CHỈ SỐ HA1C (HBA1C)

Đây là chỉ số về bệnh tiểu đường. Chỉ số này dùng để chẩn đoán và theo dõi bệnh tiểu đường (Ha1c 6,5% trở lên là chẩn đoán tiểu đường loại 2). Theo dõi chỉ số Ha1c cho người đã bị tiểu đường theo thời gian sẽ cho thấy bệnh có kiểm soát được hay không.

Thường chỉ số Ha1c dưới 7% cho thấy bệnh tiểu đường được kiểm soát tốt; trong khi khoảng 7% đến 8,5% cho thấy cần được chỉnh thuốc; trên 8,5% là không kiểm soát; và trên 10% là mất kiểm soát hoàn toàn.

Bệnh nhân bị tiểu đường nên nhớ chỉ số Ha1c của mình vì con số này (thường là xét nghiệm mỗi 3 đến 6 tháng một lần) sẽ cho bác sĩ biết ngay tình trạng tiểu đường của bệnh nhân.

2. HUYẾT ÁP VÀ NHỊP TIM

Thường bệnh nhân chỉ đo huyết áp và nhịp tim khi đến thăm khám bệnh. Thực tế, đo huyết áp chính xác nhất là tại nhà, khi bạn ngồi nghỉ, và đo cùng một thời điểm, ví dụ như buổi chiều. Đo huyết áp thường xuyên không những chỉ ra được bạn có mắc bệnh huyết áp hay không mà còn theo dõi được việc uống thuốc huyết áp có hiệu quả hay không. Đo huyết áp tại phòng mạch thường cho kết quả cao hơn do người khám bệnh lo lắng, hồi hộp, hoặc hội chứng cao huyết áp khi gặp bác sĩ (white coat hypertension).

Vì vậy, bạn nên đo huyết áp tại nhà ít nhất mỗi ngày một lần nếu bị cao huyết áp. Ghi nhớ con số trung bình và nhịp tim. Có 3 chỉ số khi đo huyết áp là huyết áp khi tim co bóp (chỉ số cao, huyết áp tâm thu), huyết áp khi tim thư giãn (chỉ số thấp, huyết áp tâm trương), và nhịp tim.

Chỉ số cao là chỉ số quan trọng hơn, nhưng chỉ số thấp cũng không được xem thường. Huyết áp bình thường là 120/80 và huyết áp trên 130/90 được xem là cao huyết áp. Nhịp tim bình thường là 60 đến 100.

3. CÂN NẶNG VÀ CHIỀU CAO

Hai chỉ số này thường ít thay đổi nên chúng ta có thể nhớ dễ dàng. Tăng cân là tình trạng dự báo nhiều bệnh tiềm ẩn như tiểu đường và cao huyết áp. Với người lớn tuổi, giảm cân không mong muốn cũng là một dấu hiệu cần kiểm tra sức khỏe. Giảm chiều cao cũng là một dấu hiệu nguy hiểm của loãng xương (do vỡ xương cột sống).

4. CHỈ SỐ THẬN GFR VÀ CR.

Với người bệnh thận, cao huyết áp và tiểu đường thì chỉ số lọc cầu thận (GFR) và chỉ số Cr. (Creatinine) là hai chỉ số quan trọng để biết sức khỏe của thận. Thường chỉ số GFR cho biết tốc độ lọc của thận là bao nhiêu. Chỉ số GFR trung bình là trên 90. Người càng lớn tuổi thì chỉ số GFR càng thấp.

Chỉ số GFR cũng chỉ ra giai đoạn suy thận (suy thận càng nặng thì tốc độ lọc càng giảm, khi GFR còn khoảng 5-10 thì bệnh nhân cần được chạy thận). Chỉ số Cr. là một chỉ số gợi ý chất thải Cr. tích tụ trong cơ thể do thận không lọc được (do bị suy thận). Thường GFR càng giảm thì Cr. càng tăng.

5. CHỈ SỐ LOÃNG XƯƠNG DEXA (BMD)

Phụ nữ trên 65 tuổi và nam giới trên 70 tuổi, hoặc người có các rủi ro về bệnh loãng xương nên đi chụp DEXA (T score) để xem độ rỗng xương của mình. Thường chỉ số DEXA T score dưới -2,5 (ví dụ -3,0) là chẩn đoán của loãng xương. Chỉ số T score này so sánh xương của bạn với một người bình thường 30 tuổi xem xương bị loãng đi như thế nào.

Với bệnh nhân đang trị liệu loãng xương thì càng nên nhớ chỉ số DEXA của mình để biết được trị liệu có hiệu quả hay không. Thường trị liệu hiệu quả khi chỉ số DEXA ổn định hoặc cải thiện. Thường DEXA sẽ chụp 2 năm/lần.

6. CHỈ SỐ VITAMIN D (25-HYDROXY VITAMIN D)

Vitamin D là thành phần quan trọng trong hệ miễn dịch, có tác dụng bảo vệ cơ thể trước nhiễm trùng virus và vi khuẩn. Vitamin D còn là thành phần quan trọng trong hấp thu calcium và sức khỏe của xương. Vì vậy, chúng ta nên kiểm tra lượng vitamin D thường xuyên và bổ sung ngay khi cần.

Mức vitamin D bình thường ở người khỏe mạnh là 30-50ng/ml. Dưới 12ng/ml được xem là thiếu và khoảng 12-30 ng/ml là cần bổ sung. Với người bị bệnh loãng xương và phụ nữ sau 50 tuổi thì vitamin D càng quan trọng hơn.

7. BẠN UỐNG BAO NHIÊU THUỐC MỖI NGÀY?

Đây không hẳn là một chỉ số nhưng là một câu hỏi tôi hay hỏi những bệnh nhân lớn tuổi khi họ không nhớ chính xác mình uống bao nhiêu thứ thuốc và liều lượng. Thông thường, uống 1-3 loại thuốc mỗi ngày sẽ ít rủi ro hơn uống 4-6 loại. Định nghĩa dùng nhiều thuốc polypharmacy (và chẩn đoán) thường là dùng ít nhất 5 loại thuốc mỗi ngày.

Khi bạn dùng 5 loại thuốc mỗi ngày thì tác dụng thuốc sẽ giảm và sự tương tác sẽ tăng. Vì vậy, hãy thảo luận với bác sĩ và dược sĩ lâm sàng để biết bạn có thể giảm hoặc tối ưu hóa thuốc uống hay không.

8. BẠN THĂM KHÁM BỞI BAO NHIÊU BÁC SĨ TRONG MỘT NĂM TRỞ LẠI ĐÂY?

Việc được thăm khám bởi bao nhiêu bác sĩ trong một năm cũng có thể nói lên tình hình sức khỏe của bạn. Nhớ giữ các hồ sơ và chẩn đoán khi đi khám bác sĩ chuyên khoa vì nhiều khả năng bác sĩ gia đình của bạn không nhận được hết các hội chẩn chuyên khoa gửi về.

NGUỒN THAM KHẢO:

1. https://www.heart.org/en/health-topics/high-blood-pressure

2. https://www.cdc.gov/healthyweight/assessing/bmi/adult_bmi/english_bmi_calculator/bmi_calculator.html

3. https://www.kidney.org/atoz/content/understanding-your-lab-values

4. https://www.rheumatology.org/Portals/0/Files/Bone-Density-Measurement-Rheumatologist-Role-Position-Statement.pdf

02 50 tuổi nên thường xuyên gặp bác sĩ để "bảo trì" cơ thể

Vài tháng, chúng ta lại thay nhớt xe, hoặc đem xe đi bảo trì để xe chạy tốt. Khi chúng ta gần 50 tuổi, cơ thể chúng ta như chiếc xe Lexus đã chạy được 100.000 dặm. Vậy bạn đã gặp bác sĩ để "bảo trì" cơ thể chưa?

Ở tuổi 50 chúng ta nên:

- Thường xuyên gặp bác sĩ để thăm khám sức khỏe định kỳ;
- Nội soi ruột để tầm soát ung thư ruột (hoặc ít nhất thử máu trong phân);
- Trao đổi với bác sĩ về ung thư tuyến tiền liệt (nam giới) xem có nên làm test tầm soát ung thư.

Người ở tuổi 55 và hút thuốc lá trên 30 năm (trung bình 1 bao/ngày) nên chụp CT liều thấp để tầm soát ung thư phổi.

Ở tuổi 18-39, chúng ta nên:

- Kiểm tra mỡ máu ít nhất 1 lần, sau đó theo dõi mỗi năm nếu kết quả bất thường.
- Kiểm tra toàn thân ít nhất 1 lần xem có dấu hiệu của ung thư da (ABCDE).
- Với nữ, nên kiểm tra phụ khoa, kiểm tra vú, kiểm tra PAP mỗi 3 năm/1 lần kể từ 21 tuổi.
- Với nam, nên thăm khám tinh hoàn.
- Kiểm tra viêm gan siêu vi B/C và chủng ngừa viêm gan B.

Ở tuổi 40-64, chúng ta nên:

- Tầm soát ung thư vú ở nữ bằng chụp nhũ ảnh (mammography) bắt đầu từ năm 40 tuổi, nếu trong gia đình có bệnh sử ung thư vú thì thời gian tầm soát cần sớm hơn.
- Xét nghiệm máu kiểm tra tiểu đường và các bệnh mãn tính khác.

Ở tuổi trên 65, bạn nên:

- Kiểm tra loãng xương bằng DEXA scan, có thể sớm hơn tùy vào các yếu tố rủi ro (như thiếu vitamin D, dùng Steroid trong thời gian dài...)
- Tiêm vacxin viêm phổi pneumococcal và thủy đậu shingles.
- Nên thường xuyên thăm khám sức khỏe định kỳ.

Ở tuổi trên 75, chúng ta nên:

- Khám sức khỏe ít nhất 2 lần/năm.

Điều quan trọng là bạn nên thường xuyên trao đổi với bác sĩ của mình về các phương pháp phòng ngừa bệnh vì tùy theo bệnh sử và hoàn cảnh của mỗi người mà có thể có nhiều cách phòng bệnh khác nhau.

Hầu hết người Việt tại Mỹ bảo quản xe rất tốt, chạy nhiều khi hơn 200 nghìn dặm. Giá mà chúng ta có thể áp dụng cách bảo quản xe vào chăm sóc sức khỏe thì chúng ta có thể sống khỏe mạnh đến trăm tuổi.

03 Một câu nói quan trọng đầu tiên và 5 câu hỏi khi gặp bác sĩ

Khi gặp bác sĩ, có những câu hỏi hay câu nói quan trọng bạn cần trao đổi với bác sĩ. Dưới đây lây là 5 câu hỏi, 1 câu nói quan trọng giúp bạn khám bệnh hiệu quả.

CÂU NÓI QUAN TRỌNG ĐẦU TIÊN KHI GẶP BÁC SĨ

Hôm nay tôi đến gặp bác sĩ vì tôi bị... (nổi mẩn ở da, nhức đầu, đau ngực...).

Bạn hãy nói triệu chứng bệnh, những gì làm bạn khó chịu chứ đừng nói (hay cố nói) tên bệnh. Nhiều người đã đi khám trước đó hay từng có bệnh với triệu chứng tương tự nên thường nghĩ mình mắc bệnh tương ứng. Sau khi bạn nói xong triệu chứng, bác sĩ sẽ hỏi tiếp các câu khác để tìm ra nguyên nhân bệnh. Nhiệm vụ của bác sĩ lúc này là chẩn đoán bệnh của bạn.

CÂU HỎI THỨ NHẤT: "TÔI MẮC BỆNH GÌ THƯA BÁC SĨ?"

Đây là câu hỏi rất quan trọng để khi ra về bạn biết vì sao mình phải đi gặp bác sĩ. Nhiều người đến gặp bác sĩ hỏi nhiều câu nhưng không hề biết mình bị bệnh gì hay tình hình bệnh của mình thế nào.

Phần lớn bác sĩ sẽ có câu trả lời bệnh của bạn là gì. Vài trường hợp, bác sĩ sẽ cần test thêm hay chẩn đoán hình ảnh để tìm câu trả lời. Trong bất kỳ trường hợp nào, bác sĩ sẽ nói cho bạn biết bác sĩ đang nghi ngờ bạn mắc bệnh gì hoặc chúng ta sẽ làm gì tiếp theo để tìm ra bệnh.

CÂU HỎI THỨ HAI: "VÌ SAO TÔI CẦN PHẢI CHỤP HÌNH ẢNH/XÉT NGHIỆM HAY LẤY MÁU?"

Sau khi chẩn đoán bệnh của bạn, bác sĩ có thể sẽ chỉ định bạn xét nghiệm thêm để xác định bệnh. Bạn phải hiểu vì sao mình cần làm các xét nghiệm này. Đặc biệt là các xét nghiệm có can thiệp như sinh thiết (biopsies) hay chụp hình có chất cản quang (contrast studies) vì các xét nghiệm này có thể có tác dụng phụ nguy hiểm (chảy máu hoặc hư thận).

CÂU HỎI THỨ BA: "THUỐC/CÁCH ĐIỀU TRỊ BÁC SĨ CHỈ ĐỊNH CHO TÔI CÓ TÁC DỤNG PHỤ GÌ KHÔNG?"

Khi tìm ra bệnh, bác sĩ sẽ kê đơn thuốc và thường dặn người bệnh các tác dụng phụ. Tuy nhiên, khi hỏi bác sĩ về tác dụng phụ của thuốc, bạn sẽ hiểu kỹ hơn về phương pháp điều trị của mình, từ đó dùng thuốc phù hợp hơn.

Nếu bạn cần phải phẫu thuật hay can thiệp, bạn nên hỏi bác sĩ về cách chữa trị khác, các biến chứng có thể đi kèm khi phẫu thuật, cách gây mê hay gây tê v.v..

CÂU HỎI THỨ TƯ: "KHI NÀO TÔI NÊN TRỞ LẠI GẶP BÁC SĨ?"

Thường bác sĩ sẽ dặn bạn khi nào nên trở lại nếu bệnh không bớt, nên theo dõi bao lâu để xem tác dụng của thuốc, hay thuốc có thể có tác dụng phụ gì. Khi hỏi bác sĩ về thời gian tái khám, bạn sẽ ở tâm thế chủ động tìm hiểu về sức khỏe của mình, chuẩn bị cho các trường hợp biến chứng hoặc bệnh không thuyên giảm khi điều trị.

Một số bệnh cần thời gian để theo dõi tác dụng của thuốc, ví dụ như thuốc uống trị mụn hay trầm cảm, thường cần 2-3 tuần để có kết quả.

CÂU HỎI THỨ NĂM: "NẾU BỆNH TÔI TRỞ NẶNG HƠN, TÔI NÊN LÀM GÌ?"

Đây là câu hỏi rất quan trọng khi bác sĩ thăm khám xong. Trong trường hợp bệnh của bạn trở nặng hơn hoặc có những triệu chứng phụ nguy hiểm, bác sĩ sẽ hướng dẫn bạn nên làm gì. Ví dụ, bạn đến gặp bác sĩ riêng vì đau ngực, trong lúc bác sĩ đang làm test/ xét nghiệm thì bạn lên cơn đau ngực khó thở, bác sĩ sẽ hướng dẫn bạn gọi cấp cứu nếu đau ngực khó thở hoặc mệt.

Cuối cùng, bạn nên mang theo thuốc (mang cả hộp thuốc) khi đến gặp bác sĩ và nên có người thân đi cùng (nếu bạn lớn tuổi) để cùng nhau thảo luận về các phương án chữa trị.

Bạn sẽ nhanh hết bệnh hơn nếu phối hợp thật tốt với bác sĩ trong quá trình khám chữa bệnh.

04 Nên uống thuốc khi nào?

Uống thuốc đúng giờ, thuốc sẽ cho khả năng chữa bệnh cao nhất.

Dưới đây là những hướng dẫn về giờ giấc cho các loại thuốc phổ biến. Lưu ý là những thuốc này thường chỉ dùng 1 lần trong ngày. Với những loại thuốc dùng 2 lần hay 3 lần trong ngày thì bạn có thể chia đều ra theo giờ (24 giờ chia 2 hoặc chia 3).

THUỐC CAO MỠ (CAO CHOLESTEROL /MỠ TRONG MÁU) NHƯ STATIN

- Đây là loại thuốc thông dụng để giảm mỡ, giảm rủi ro đột quỵ.
- Bạn nên uống vào buổi tối, kết hợp với tập thể dục và thay đổi chế độ ăn uống.
- Lý do: Cholesterol được tạo ra cao nhất vào nửa đêm, thấp nhất vào buổi sáng, vì vậy uống giảm cao mỡ vào ban đêm có hiệu quả nhất.
- Statin gần đây được cộng đồng chú ý nhiều do những tác dụng nhất định trong việc ngăn ngừa đột quỵ và bệnh tim (nghiên cứu SPARCL, 2017), cộng thêm khả năng làm chậm lão hóa.

THUỐC CAO HUYẾT ÁP

- Có nhiều loại thuốc chữa cao huyết áp, hoạt động bằng nhiều nguyên lý khác nhau. Đa số các thuốc này đều uống 1 lần/ngày. Có những loại chống cao huyết áp uống 2 hay 3 lần trong ngày thì bạn nên chia theo giờ (24 giờ chia 2 hoặc chia 3). Ví dụ, ngày uống 3 lần thì mỗi lần uống sẽ cách nhau 8 tiếng vào sáng, chiều và tối).

- Huyết áp chúng ta lên xuống trong ngày, cao nhất là ban ngày, thấp nhất là ban đêm. Tuy nhiên, khi chúng ta lớn tuổi hoặc có bệnh cao huyết áp lâu năm, thành mạch máu dày hơn, huyết áp không còn tụt xuống vào ban đêm nữa, đây là hiện tượng huyết áp không giảm khi về đêm (non-dipping hypertension). Đây cũng là một trong những rủi ro của đột quỵ. Hiện tượng non-dipping thường thấy ở bệnh nhân có bệnh ngưng thở khi ngủ (OSA).
- Nên uống thuốc hạ huyết áp mỗi đêm nếu là loại ACEI (Lisinopril) hay ARB (Losartan).
- Lý do: những thuốc này giữ huyết áp đúng mức về đêm, nhất là những trường hợp non-dipping hypertension.

ĐAU KHỚP DO THOÁI HÓA (OSTEOARTHRITIS)

- Rất nhiều bệnh nhân lớn tuổi mắc bệnh thấp khớp và đau nhức. Lưu ý quan trọng là chỉ nên uống thuốc giảm đau khi đau thật sự. Tập thể dục và giảm cân giúp giảm đau khớp đáng kể. Các nghiên cứu cho thấy nên uống thuốc giảm đau một vài giờ trước khi cơn đau lên đỉnh điểm. Đau nhức khớp thường tăng giảm trong ngày, tùy theo thời tiết (đau hơn khi lạnh).
- Các thuốc giảm đau thông dụng là NSAID (Ibuprofen, Naproxen, Aleve, Aspirin) hay APAP (Acetaminophen). Nếu bạn bị đau buổi trưa, bạn

nên uống thuốc giảm đau buổi sáng. Nếu đau thường xuyên vào ban đêm, bạn có thể uống trước khi ngủ.

- Lý do: thuốc NSAID thường cần 2-4 giờ để đạt mức cao nhất trong máu, trùng với độ đau cực đại, sẽ giúp bạn chữa đau hiệu quả nhất.

ĐAU DẠ DÀY

- Thường do dư lượng acid trong dạ dày, khiến cho bạn cảm giác ợ hơi, ợ chua, hay đau rát dạ dày. Thông thường, dạ dày tạo ra acid nhiều vào khoảng thời gian 10 giờ đêm đến 2 giờ sáng.
- Bạn nên dùng thuốc dạ dày (thường là H2 blocker, có đuôi "tidine" như cimetidine, famotidine, ranitidine, nizatidine) hay PPI trước bữa ăn tối để giảm thiểu khả năng tăng dịch acid về đêm.

SUYỄN

- Cơn suyễn thường bùng phát vào khoảng 4 và 6 giờ sáng hơn là vào ban ngày. Trung bình, có 4 trong 10 người bị suyễn thức dậy lúc nửa đêm do lên cơn.
- Thời gian dùng thuốc suyễn: Dùng sau buổi trưa nếu là thuốc uống, dùng buổi chiều nếu là thuốc dạng xịt steroid.
- Lý do: Thuốc xịt steroid buổi chiều tối sẽ giúp giảm viêm đường thanh quản, giảm thiểu khả năng lên cơn suyễn lúc nửa đêm về sáng.

VIÊM KHỚP DẠNG THẤP (RHEUMATOID ARTHRITIS)

- Đây là dạng viêm khớp do hệ miễn dịch của cơ thể tấn công vào chính các khớp gối (quân ta đánh quân mình), dẫn đến viêm khớp mãn tính, có thể dẫn đến tàn tật, khớp dị dạng nếu không chữa trị. Các triệu chứng đau khớp dạng này thường gặp lúc sáng sớm, khi chúng ta vừa ngủ dậy, với các khớp tê cứng.

- Thời gian dùng thuốc khớp: Uống trước khi đi ngủ buổi tối.
- Lý do: Uống NSAID, Aspirin, hay các thuốc trị đau khớp trước giờ ngủ sẽ làm giảm cơn đau lúc sáng sớm. Bạn có thể uống steroid liều thấp, dạng thấm từ từ (slow relief, hiện chưa có tại Việt Nam) để giảm cơn đau lúc sáng sớm, giúp ngủ ngon hơn.

Quan trọng nhất là bạn cần thảo luận kỹ với bác sĩ và dược sĩ của mình thời gian dùng thuốc tốt nhất vì mỗi người mỗi tình trạng bệnh khác nhau.

05 Paracetamol có thể gây ngộ độc

Tại Mỹ, thuốc Paracetamol (Acetaminophen/APAP) dùng ở trẻ em và người lớn được xem là an toàn. Tuy nhiên, ngộ độc do thuốc APAP ở trẻ em vẫn xảy ra, tuy tỷ lệ rất thấp, thậm chí còn thấp hơn so với người lớn. Thống kê từ Viện Hàn lâm Nhi khoa Hoa Kỳ (American Academy of Pediatrics) năm 1997 cho thấy 94 ca tử vong trong 10.000 ca dùng thuốc kháng độc N-acetylcysteine (NAC) khi trẻ bị ngộ độc thuốc APAP.[1]

Thuốc APAP là thuốc thông dụng chữa nhức đầu, nóng sốt, giảm đau và cảm thông thường. APAP hoạt động bằng cách cắt giảm các tín hiệu viêm và sốt (cyclo-oxygenase – COX dẫn đến tạo ra prostaglandin bắt đầu chuỗi phản ứng viêm và sốt). Tuy hai loại thuốc giảm đau thông dụng là NSAID (như Aspirin, Ibuprofen, hay Diclofenac) và APAP đều tác động lên COX, nhưng hai loại thuốc này dùng hai con đường khác nhau để kiểm soát COX enzyme. NSAID khóa trực tiếp enzyme COX trong khi APAP khóa peroxidase, ngăn ngừa một enzyme quan trọng khác là Tyrosine để kích hoạt COX hoạt động. Điểm thú vị khác là APAP khóa Prostagladin ở hệ thần kinh trung ương tốt hơn NSAID. Điểm này có thể giải thích vì sao chúng ta hay uống APAP khi nhức đầu trong khi NSAID lại dùng khi đau nhức cơ xương.

---

[1] https://pediatrics.aappublications.org/content/108/4/1020

Cũng chính vì điểm đặc thù này mà ranh giới giữa có hại và hữu dụng của thuốc APAP rất mong manh.

VÌ SAO UỐNG NHIỀU APAP CÓ THỂ GÂY ĐỘC HẠI?

Thông thường, người khỏe mạnh uống APAP với liều vừa phải, gan sẽ chuyển hóa APAP bằng cách "dính" APAP với sulfate và glucoronie, biến chúng thành các chất vô hại và từ từ thải ra ngoài. Tuy nhiên, khoảng 5-10% của APAP sẽ chuyển hóa bằng một con đường khác cũng tại gan qua enzyme CYP450 (chủ yếu là CYP2E1 và CYP3A4) thành N-acetyl-p-benzoquinone imine (NAPQI). Đây là một chất độc nguy hiểm có thể làm chết tế bào. Tin mừng là chất NAPQI sẽ lập tức bị trung hòa bởi glutathione (hay dùng trong làm trắng da), khiến NAPQI không còn độc và bị đào thải ra ngoài qua đường nước tiểu hay phân.

Vấn đề ở chỗ khi uống APAP quá nhiều, chúng ta không có đủ glutathione để xử lý NAPQI, dẫn đến nồng độ chất này tăng bất thường trong gan, làm hoại tử tế bào gan, dẫn đến suy gan cấp tính. Từ đây, khi gan không còn lọc tốt và tế bào gan bị hoại tử. Ngộ độc APAP dẫn đến các triệu chứng khác như đau bụng, ói mửa, nhức đầu, mệt mỏi.

Ngộ độc APAP có thể chia làm 4 giai đoạn: Đầu tiên, bệnh nhân có cảm giác biếng ăn, ói mửa, nóng người, hay toát mồ hôi. Các triệu chứng này có thể khiến bệnh nhân uống thêm APAP để chữa, làm bệnh thêm trầm trọng. Giai đoạn 2, bệnh nhân cảm giác đau vùng bụng phải, gan trương to, chậm tiểu. Giai đoạn 3 khoảng 3-5 ngày sau khi uống nhiều APAP, bệnh nhân sẽ ói mửa nhiều hơn, suy gan cấp tính, vàng da, chảy máu, hôn mê hoặc suy thận. Giai đoạn 4 là giai đoạn phục hồi hoặc tử vong.

CHỮA TRỊ NGỘ ĐỘC ACETAMINOPHEN THẾ NÀO?

Chẩn đoán ngộ độc thuốc APAP càng sớm thì càng dễ điều trị. Các bệnh viện tại Mỹ thường dùng phác đồ Nomogram, dựa vào thời gian ngộ độc và liều lượng APAP trong máu để chữa. Các nghiên cứu cho thấy nếu cứu chữa ngộ độc APAP trong vòng 8 giờ đầu tiên thì khả năng phục hồi gần như 100%.

Bệnh nhân sẽ được uống hay truyền N-Acetyl cysteine (NAC). Khi NAC vào cơ thể sẽ được chuyển hóa thành Cysteine, từ đó đưa vào chuỗi sản xuất Glutathione để giải trừ chất độc NAPQI.

Tuy nhiên, các bệnh nhân ngộ độc APAP đều không có triệu chứng rõ ràng. Nhiều người nghĩ thuốc APAP mua ở tiệm thuốc không cần toa bác sĩ nên ít bị ngộ độc dẫn đến bệnh nhân nhập viện muộn.

06 Ngủ kiểu nào là tốt nhất?

VÌ SAO CHÚNG TA CẦN NGỦ?

Chúng ta dành ít nhất một phần ba cuộc đời để ngủ vì đây là khoảng thời gian cơ thể được nghỉ ngơi, phục hồi và tái tạo năng lượng. Ngủ quan trọng không kém gì với ăn và uống. Các nhà khoa học cố tìm ra lý do vì sao chúng ta cần ngủ nhưng vẫn chưa thật sự có câu trả lời. Các bác sĩ từ Harvard cho rằng, chúng ta cần phải ngủ vì cơ thể cần tiết kiệm năng lượng, phục hồi và bảo trì (như cách một chiếc máy tạm ngưng để chuẩn bị cho lần hoạt động tiếp theo) và sản sinh các tế bào mới.[1]

Nhưng có một điểm quan trọng mà nhiều nhà khoa học đồng ý là chúng ta không thể sống được nếu như không ngủ. Nghiên cứu cho thấy thiếu ngủ trong 36 giờ làm thay đổi nhận thức và rối loạn nhịp tim, thiếu ngủ trong 7 ngày làm tổn thương nhiều cơ quan trong cơ thể, không thể suy nghĩ sáng suốt, gây ra các triệu chứng ảo giác, có thể nguy hiểm đến tính mạng.[2]

GIẤC NGỦ CÓ 2 LOẠI KHÁC NHAU VÀ CÓ NHIỀU GIAI ĐOẠN KHÁC NHAU

Có 2 loại giấc ngủ chúng ta trải qua hằng đêm là REM (Rapid eye movement: giấc ngủ có chuyển động mắt nhanh) và NREM (Non rapid eye movement: giấc ngủ không chuyển động mắt nhanh). Mỗi đêm, chúng ta chuyển đổi giữa 2 loại giấc ngủ này 4-6 lần, mỗi lần

---

[1] http://healthysleep.med.harvard.edu/healthy/matters/benefits-of-sleep/why-do-we-sleep

[2] https://www.sleep.org/articles/animals-that-sleep-the-most/

kéo dài trung bình 90 phút. Ngủ REM là ngủ nông với nhiều cơ quan thức giấc, hoạt động cơ thể vẫn còn đáng kể. Giấc mơ và ảo giác thường xuất hiện trong giấc ngủ REM. Trong khi đó, ngủ sâu là ngủ NREM.

Trong ngủ NREM lại chia làm 4 giai đoạn:

- Giai đoạn 1: Chúng ta thường rơi vào trạng thái lơ mơ hay ngủ thiu thiu, nhịp thở trở nên chậm, nhịp tim trở nên đều, huyết áp giảm, nhiệt độ não giảm, máu đến não giảm, sóng điện não chậm.
- Giai đoạn 2: Chúng ta có thể ý thức một cách lơ mơ, một vài ý nghĩ rời rạc trôi nổi trong đầu nhưng không thể nhìn thấy bất cứ vật gì ngay cả khi mắt còn mở. Các chức năng cơ thể tiếp tục giảm xuống. Sóng điện não lúc này chậm lại, có biên độ lớn hơn và thỉnh thoảng có sự bùng phát của các sóng nhanh, mắt không động đậy, nhịp tim, nhịp thở chậm lại. Người ngủ vẫn có thể bị tỉnh giấc bởi các âm thanh.
- Giai đoạn 3: Đi vào ngủ sâu, sóng điện não chậm hơn giai đoạn 2, biên độ lớn (sóng delta), mắt và tay chân bất động, giai đoạn này thường dài hơn ở người trẻ và ngắn đi khi chúng ta lớn tuổi.
- Giai đoạn 4: Giai đoạn ngủ sâu nhất. Sóng điện não là sóng delta, biên độ lớn, tần suất chậm. Bệnh mộng du diễn ra trong giai đoạn này. Giai đoạn 3 và 4 là giai đoạn ngủ sâu nhất và ngủ ngon nhất của giấc ngủ.

CÁC TƯ THẾ NGỦ

Có 5 tư thế mà chúng ta thường ngủ. Tùy vào bệnh lý, giới tính, độ tuổi mà bạn có các tư thế ngủ khác nhau.

1. NẰM NGỬA

Đây là một trong những tư thế ngủ tốt nhất, nhưng ít người thực hiện, chỉ có khoảng 8% dân số ngủ kiểu này. Ngủ bằng lưng, nằm ngửa, giữ cho đầu, cổ và lưng thư giãn ở vị trí tốt nhất, không có nhiều áp lực lên các vùng này. Nằm ngửa cũng giảm triệu chứng của bệnh trào dịch acid (GERD). Bạn có thể kê gối lên cao một chút để giảm trào dịch acid. Tuy nhiên, tư thế này sẽ không thích hợp với các bệnh nhân béo phì hay bị bệnh ngưng thở khi ngủ (đường thở dễ bị hẹp do cổ to và lưỡi bị ép xuống). Tư thế này cũng khiến người béo phì hoặc mắc bệnh ngáy to hơn.

2. NẰM NGHIÊNG, CHÂN THẲNG

Ngủ nằm nghiêng một bên với tay và chân thẳng là tư thế thường gặp ở nhiều người, chiếm khoảng 15% dân số. Tư thế này cũng giảm bệnh đau lưng và mỏi cổ do giảm áp lực trực tiếp lên các đốt sống. Bệnh nhân cũng ít bị ngáy hơn khi nằm ở tư thế này do đường thở thông suốt hơn. Vì vậy, đây là tư thế ngủ được bác sĩ khuyên ở người bệnh ngưng thở khi ngủ. Điểm yếu của tư thế này là tăng nếp da nhăn trên mặt do tác dụng của trọng lực. Ngủ tư thế này thường xuyên một bên (trái hay phải) sẽ khiến da chảy xệ về bên đó. Tư thế này cũng có thể ảnh hưởng đến ngực phụ nữ do bị trọng lực kéo lệch, xệ về một bên.

3. NẰM NGHIÊNG, CONG LƯNG, CO CHÂN LÊN (TƯ THẾ THAI NHI)

Đây là tư thế ngủ phổ biến nhất, khoảng 41% dân số ngủ ở tư thế này. Đây là tư thế tốt nếu bạn đang mang thai do tư thế này giúp mạch máu dễ chảy đến khắp người. Tư thế này cũng giảm khả năng em bé ép lên bụng và ép lên gan khi nằm ngửa. Tuy nhiên, khi nằm ở tư thế này, người ngủ không nên quá cong người vì sẽ làm ảnh hưởng đến đường thở do cơ hoành khó kéo lên xuống nhiều để hít thở sâu. Đây cũng là tư thế có thể dẫn đến ngáy to hơn nếu người cong quá mức. Một cách đơn giản là kẹp gối ôm (hay bất kỳ thứ gì ôm được) vào giữa, giữ cho cơ thể không quá cong.

4. NẰM ÚP

Đây là tư thế ít ai muốn khi ngủ nhưng một số người có thể sẽ phải nằm ở tư thế này do bị béo phì hay ngáy nhiều. Khoảng 7% dân số ngủ tư thế này để giảm ngáy và dễ chịu hơn khi ngủ. Tuy nhiên tư thế này dễ bị đau lưng và đau cổ do cột sống cơ thể không ở vị trí thoải mái tự nhiên khi ngủ. Tư thế ngủ này cũng khiến áp lực nhiều hơn (do cân nặng) vào các cơ bắp và khớp, dẫn đến đau nhức thần kinh. Ngủ tư thế này cũng cần có gối nằm có lỗ để thở được dễ dàng.

5. CÁC TƯ THẾ NGỦ KHÁC

Ngủ ngồi (dựa vào gối kê cao): Đây là tư thế do các bệnh mãn tính hay cấp tính về phổi, có nước hay dịch trong phổi, khiến cho quá trình trao đổi oxy khó khăn. Tư thế ngủ ngồi này ít gây áp lực lên cột sống và gây đau lưng nhiều hơn. Ngủ ngồi hay xảy ra trong lúc nghỉ trưa nhưng ít được khuyến khích do khi vào giấc ngủ NREM chúng ta sẽ thư giãn cơ bắp, dễ bị ngã khi ngủ.[1]

---

[1] https://www.sleepfoundation.org/articles/art-sleeping-upright

07 Tập thể dục sao cho đúng?

THỂ DỤC LÀ MỘT TRONG NHỮNG LOẠI THUỐC TỐT NHẤT

- Thể dục là một trong những cách chữa bệnh miễn phí hữu hiệu nhất, đồng thời mang lại rất nhiều lợi ích và hầu như không có tác dụng phụ. Nhiều nghiên cứu trong nhiều năm đã chứng minh các tác dụng tích cực của việc tập thể dục. Do cơ thể chúng ta khác nhau nên mỗi người nên có một bài thể dục thích hợp để tối ưu hóa cơ thể.
- Không phải bài tập thể dục nào cũng tốt. Bạn nên thảo luận với bác sĩ về phương pháp tập thể dục vì có một số bệnh nếu tập thể dục không đúng sẽ làm bệnh diễn biến tệ hơn như bệnh suy tim, tiểu đường hay suyễn. Các bác sĩ chuyên khoa liên quan đến thể dục là bác sĩ chấn thương chỉnh hình (Orthopedics), bác sĩ chuyên khoa cơ xương khớp (Rheumatology), bác sĩ phục hồi chức năng (Physiatry, PMR), bác sĩ chuyên khoa y học thể thao (Sport Medicine), các chuyên viên về thể dục và vật lý trị liệu (Physical Therapy).
- Tập thể dục đúng cách vừa làm tăng sức khỏe cơ thể vừa làm tăng sức khỏe tinh thần như giúp ngủ ngon hơn, làm việc hiệu quả hơn và nhất là trông tươi trẻ hơn. Ngược lại, thể dục sai cách sẽ làm bạn thêm stress hay đau nhức cơ thể.
- Hormone hạnh phúc (dopamine, oxytocin, serotonin, endorphins) sản sinh trong lúc tập thể dục giúp làm giảm đau, giảm stress và tăng cảm giác hạnh phúc.

- Có nhiều cách tập thể dục như chạy bộ, bơi lội v.v... (thể chất), đọc sách, viết văn, chơi xếp chữ (tinh thần), hay đá bóng, các môn đồng đội chiến thuật (phối hợp cả hai). Tập thể dục còn được chia ra động (chạy nhảy, bơi) hay tĩnh (thiền, yoga).

NHỮNG LƯU Ý QUAN TRỌNG KHI TẬP THỂ DỤC

- Tập từ từ, vừa phải và từng bước tăng dần cường độ. Mỗi ngày 10 phút sẽ tốt hơn tập 60 phút/1 ngày trong tuần. Bạn nên tập với cường độ vừa phải, không phải thở gấp hay thở dốc. Một mẹo nhỏ là, nếu bạn có thể vừa tập vừa nói chuyện tức là bạn đang tập với cường độ vừa phải.
- Nhịp tim tăng ở mức độ vừa phải (50-80% nhịp tim tối đa, được tính bằng 220 trừ đi số tuổi của bạn. Ví dụ, bạn 50 tuổi, nhịp tim tối đa sẽ là 170, bạn nên tập sao cho tim đập khoảng 120-130 nhịp/phút).
- Mặc đồ tập thể dục vừa vặn, thoải mái và lịch sự. Đặc biệt là cần chọn giày chạy bộ hay quần áo tập yoga phù hợp để giúp máu huyết lưu thông. Nếu ở vùng lạnh bạn cần nhớ mặc đủ ấm khi đi tập thể dục.
- Giữ nước (well hydration) trong lúc tập thể dục là điểm cực kỳ quan trọng.
- Làm ấm (warm up) trước buổi tập bằng các động tác co giãn và giảm tập (cool down) khi chuẩn bị kết thúc giúp các cơ bắp bớt mỏi mệt và dễ thích ứng với cường độ.
- Cuối cùng, thời gian tập thể dục nên vui vẻ thoải mái. Tôi luôn cố gắng duy trì buổi tập

thể dục vào cuối tuần như một cách thưởng cho mình những giờ nghỉ ngơi sau một tuần làm việc căng thẳng.

THỰC HÀNH CÁC BÀI TẬP THỂ DỤC

Tập thể dục chữa đau nhức (viêm khớp):

Các nghiên cứu cho thấy tập thể dục cực kỳ quan trọng trong việc chữa trị viêm khớp.[1] Tập thể dục thích hợp giúp máu lưu thông đến khớp nhiều hơn, giúp phục hồi tổn thương sụn, giúp dáng đi ổn định, tránh tăng cân, giúp giảm đau và ngủ ngon. Nhiều bệnh nhân cho rằng mình bị đau khớp nên không thể tập thể dục, họ càng tránh tập thể dục, dần dần sẽ dẫn đến thêm đau khớp gối do thoái hóa. Bác sĩ sẽ cho bạn thuốc giảm đau để có thể thực hiện bài tập. Quan trọng là bạn tránh tập nặng, tránh tạo áp lực trực tiếp lên khớp (như nhảy hay va đập mạnh). Thay vào đó, bạn nên tập từ từ, tập trung vào co duỗi cơ và mở rộng khoảng cử động (range of motion).

Bạn có thể tham khảo trên kênh YouTube của tôi[2] một số bài tập dành riêng cho đau lưng, đau vai, đau khớp gối và đau cổ.

Tập thể dục giảm cân và bệnh tim mạch:

Tập thể dục giảm cân chú trọng nhiều vào việc đốt cháy năng lượng nên có thể tập các hoạt động mạnh liên quan đến tim, phổi như đi bộ, chạy bộ để có hiệu quả tốt hơn. Điểm cần nhớ là tập thể dục giảm cân cần liên tục và bền bỉ. Tế bào mỡ cần thời gian

---

[1] https://www.mayoclinic.org/diseases-conditions/arthritis/in-depth/arthritis/art-20047971

[2] https://www.youtube.com/c/drwynntranofficial

để đốt. Bạn nên tích cực đi bộ (đi cầu thang) vì đây là một trong những cách tốt nhất để giảm cân.[1]

Tập thể dục giảm cân còn giúp ích cho hệ tim mạch, giảm tải cho tim phổi và rèn sức khỏe cho mạch máu.

Tập thể dục chữa trầm cảm:

Nhiều nghiên cứu chứng minh bệnh trầm cảm được cải thiện bằng thể dục do các hormone hạnh phúc tiết ra.[2] Tuy nhiên, cái khó nhất với bệnh nhân trầm cảm là thuyết phục họ đến phòng gym hay ra công viên tập thể dục vì bệnh nhân trầm cảm thường không muốn tương tác với xã hội.[3]

Tập thể dục chữa ung thư:

Chữa trị ung thư ngày nay ngoài các trị liệu y khoa còn có trị liệu thể dục, nhất là phần phục hồi chức năng và vật lý trị liệu sau điều trị phẫu thuật hay hóa trị. Đội ngũ y bác sĩ trường Y Harvard cho rằng thể dục là một phần trong trị liệu ung thư toàn diện do thể dục cải thiện chất lượng cuộc sống và kết quả điều trị đáng kể.[4] Điểm khó nhất của thể dục trong điều trị ung thư là bài tập phải được xây dựng dựa trên đặc điểm của mỗi người bệnh vì tình trạng bệnh ung thư cũng như loại ung thư khác nhau dẫn đến cách chữa trị khác nhau. Một người ung thư vú

---

1 https://www.healthline.com/nutrition/best-exercise-for-weight-loss#section1

2 https://www.psychologytoday.com/us/blog/brain-bootcamp/201009/can-exercise-cure-depression

3 https://www.health.harvard.edu/mind-and-mood/exercise-is-an-all-natural-treatment-to-fight-depression

4 https://www.health.harvard.edu/blog/exercise-as-part-of-cancer-treatment-2018061314035

sau khi phẫu thuật cắt vú sẽ tập thể dục khác với người bệnh ung thư da.

Tập thể dục chữa các bệnh tự miễn:

Các bệnh Lupus ban đỏ, vảy nến, viêm da cơ địa cải thiện rõ rệt khi bệnh nhân bắt đầu tập thể dục từng bước. Điểm quan trọng là các cải thiện sẽ từ từ diễn ra do hệ miễn dịch cần thời gian để thích nghi. Chế độ ăn uống trong thời gian thực hành tập thể dục cũng quan trọng, chủ yếu là nên hạn chế các thức ăn như thịt đỏ, dầu mỡ, thay vào đó nên tăng nhiều rau xanh và thịt trắng.

Tập thể dục làm đẹp:

Ai cũng biết lợi ích của thể dục trong việc làm đẹp, bao gồm giảm stress hormone, tăng cường máu và dưỡng chất đến làn da, cải thiện tim mạch, chống lão hóa. Tuy nhiên, tập quá nhiều và quá nhanh tại các cơ có thể làm giãn các protein dưới da, dẫn đến da chảy xệ. Các bài tập tan mỡ không đúng sẽ khiến vùng mỡ càng to thêm. Quan trọng là chế độ dinh dưỡng hợp lý trong lúc tập vì tập xong thường đói, ăn nhiều vào lại dễ tăng cân.

DINH DƯỠNG

01 Tìm hiểu về sữa đậu nành, sữa bò, sữa hạnh nhân, sữa dừa và sữa gạo

TRONG PHẦN NÀY, tôi sẽ nhắc đến 5 loại sữa phổ biến chúng ta thường uống, bao gồm: sữa đậu nành, sữa bò, sữa hạnh nhân, sữa dừa và sữa gạo. Mỗi loại sữa đều có ưu điểm, hạn chế và có giá trị dinh dưỡng nhất định nhưng lưu ý chung đối với cả 5 loại sữa này là bạn nên sử dụng ở mức độ vừa phải.

SỮA ĐẬU NÀNH (SOYMILK)

Là loại sữa làm từ đậu nành, nước và các chất phụ gia. Sữa đậu nành được xem là sản phẩm thô, cùng với đậu hũ thường và đậu hũ lên men (đậu hũ thối). Sản phẩm thô từ sữa đậu nành tốt hơn các sản phẩm chứa chất phụ gia hay thực phẩm chức năng từ đậu nành. Sữa đậu nành là sữa từ cây trồng duy nhất có đầy đủ protein và cũng là loại sữa cung cấp nhiều protein nhất trong các loại sữa từ hạt. Sữa cũng có potassium (Kali) cần thiết cho huyết áp và nhịp tim, calcium và vitamin D kèm theo.

Đây là loại sữa gây nhiều tranh luận và tốn giấy mực nhất, do sữa đậu nành có phytoestrogen (isoflavone), một loại hormone nữ. Khả năng isoflavone bám vào cơ quan thụ cảm của hormone estrogen yếu hơn từ 100 đến 1.000 so với hormone nữ estradiol.[1] Tuy nhiên, sử dụng sữa đậu nành quá nhiều có thể sẽ khiến isoflavone bám lên ngoài thành tế bào và ảnh hưởng đến hoạt động của tế bào, đặc biệt là đến khả năng sản xuất tinh trùng của nam.[2]

Một nghiên cứu từ Đại học Harvard năm 2008 trên 99 bệnh nhân nam[3] cho thấy hấp thụ nhiều isoflavone (thường hơn 2 lần/tuần) dẫn đến giảm tinh trùng, ít hơn đến 35 triệu/cc so với người không dùng đậu nành. Chú ý là nghiên cứu này nói khả năng bơi của tinh trùng, hình dạng và lượng tinh dịch sản xuất không ảnh hưởng bởi ăn nhiều đậu nành. Nghiên cứu này cũng có vài điểm yếu như số lượng bệnh nhân ít và phần lớn (72%) bệnh nhân béo phì.

Trong khi sữa đậu nành ảnh hưởng tiêu cực đến nam giới thì sữa đậu nành lại giúp nữ giới tăng khả năng thụ thai trong quá trình thụ tinh nhân tạo (IVF). Nghiên cứu trên 200 bệnh nhân từ Ý cho thấy nhóm bệnh nhân có ăn thêm 1,5g phytoestrogen mỗi ngày sẽ có khả năng rụng trứng và khả năng thụ thai tốt hơn.[4] Nghiên cứu này cũng hợp lý với nghiên cứu từ Đại học Harvard do sữa đậu nành thường được xem là hormone nữ yếu nên bổ sung đậu nành sẽ làm khả năng thụ thai tốt hơn.

Ngoài ra, uống sữa đậu nành cũng làm giảm cholesterol.[5] Tuy nhiên, bài nghiên cứu này cũng chỉ ra rằng giảm cholesterol tốt nhất là từ sản phẩm thô

---

[1] https://www.ncbi.nlm.nih.gov/pubmed/11958794/

[2] https://www.ncbi.nlm.nih.gov/pubmed/16459350/

[3] https://www.ncbi.nlm.nih.gov/pmc/articles/PMC2721724/

[4] https://www.ncbi.nlm.nih.gov/pubmed/15589851

[5] https://www.ncbi.nlm.nih.gov/pubmed/26268987

từ đậu nành, chứ không phải viên bổ sung hay thực phẩm chức năng.

Một điểm quan ngại là sữa đậu nành tại Mỹ là sản phẩm của cây đậu nành đã qua chỉnh sửa gen. Uống nhiều sữa đậu nành có thể ảnh hưởng đến tuyến giáp do sữa đậu nành có chứa goitrogen,[1] chất ngăn cản khả năng hấp thụ idonine của tuyến giáp.

Cũng có vài nghiên cứu về sự ảnh hưởng của sữa đậu nành đến ung thư do trong sữa có chứa hormone nữ. Hội Ung thư Hoa Kỳ (American Cancer Society) sau khi đã xem xét các nghiên cứu, cho rằng sữa đậu nành không ảnh hưởng đến ung thư ở người.[2]

Một ly sữa đậu nành (1 US cup/8 ounces/236ml) chứa khoảng 23mg isoflavanone,[3] ngưỡng cao bắt đầu nguy hiểm cho các isoflavone (daidzein, genistein, glycitein) là 23.1mg/ngày. Vì vậy, uống ít hơn 2 ly mỗi tuần là hợp lý cho nam và khoảng 3 ly mỗi tuần là lượng hợp lý cho nữ.

Lưu ý rằng các sản phẩm thô từ đậu nành như đậu hũ, men đậu nành và sữa đậu nành có thể ăn luân phiên để tăng chất xơ và các chất quan trọng khác.

SỮA HẠNH NHÂN (ALMOND MILK)

Đây là sữa làm từ hạt hạnh nhân và nước, có chứa tinh bột và các chất bảo quản. Nếu bạn bị dị ứng với hạt hạnh nhân và các hạt khác thì không nên dùng sữa này. Sữa hạnh nhân không đường ít calories hơn các loại sữa khác nên có thể phù hợp với những người muốn duy trì hoặc giảm cân. Sữa hạnh

---

[1] https://www.ncbi.nlm.nih.gov/pubmed/9464451

[2] https://www.cancer.org/latest-news/soy-and-cancer-risk-our-experts-advice.html

[3] https://www.ncbi.nlm.nih.gov/pmc/articles/PMC5188409/

nhân cũng không giàu chất béo và thường không có dị ứng lactose. Mặc dù hạt hạnh nhân thô chứa nhiều protein, nhưng sữa hạnh nhân chứa rất ít protein. Ngày nay, sữa hạnh nhân thường được trộn kèm vitamin D và calcium.

Điểm hạn chế của sữa hạnh nhân (và các loại sữa khác từ thực vật) là thường trộn với chất làm đầy carrageenan làm từ rong biển để làm sữa đặc và giữ được lâu. Nhiều nghiên cứu (năm 2002) cho rằng carrageenan có thể ảnh hưởng đến hệ miễn dịch và làm tăng các bệnh dị ứng.[1] Mặc dù các nghiên cứu gần đây (năm 2018) chỉ ra carrageenan không ảnh hưởng gì đến hệ miễn dịch và là một chất độn an toàn cho sữa làm từ thực vật.[2]

SỮA DỪA (COCONUT MILK)

Là sữa làm từ nước và bột cơm dừa, đây là loại sữa giàu chất béo (saturated fat) hơn hầu hết các loại sữa. Sữa dừa cũng chứa nhiều triglycerides nên sẽ không hợp với những ai có mỡ loại này cao. Sữa dừa thường lỏng hơn nước cốt dừa, nhưng đặc hơn nước dừa tươi. Sữa dừa cũng dùng chất trộn carrageenan như sữa hạnh nhân để làm đặc và giữ lâu.

Sữa dừa nguyên chất thường không có vitamin D hay vitamin A mà thường được trộn thêm các vitamin này.

SỮA BÒ (COW MILK)

Là một trong những loại sữa thông dụng nhất, chứa nhiều protein tự nhiên, mỡ, calcium và thường được thêm vào vitamin A và vitamin D. Tại Hoa Kỳ, sữa bò có nhiều loại dựa trên phần trăm mỡ, ví dụ

---

1 https://www.ncbi.nlm.nih.gov/pubmed/12389870
2 https://www.ncbi.nlm.nih.gov/pubmed/29469913

như sữa thường có 150 calories, sữa ít mỡ có 110 calories, sữa mỏng (skim milk) chỉ có 80 calories cho một ly (236ml). Sữa mỏng hay ít mỡ có thể làm chậm quá trình hấp thụ của các vitamin A, D, E, K do các các vitamin này hấp thụ cùng với mỡ (fat dissolvable vitamin). Cơ thể chúng ta thường không cần quá nhiều các vitamin này và chúng thường được dự trữ trong các mô mỡ ở gan. Sữa bò cũng có loại lactose-free là loại được xử lý loại bỏ các lactose.

Sữa bò cũng là loại sữa có nhiều cách hiểu sai, nhiều nghiên cứu và tranh luận về ảnh hưởng của nó đến sức khỏe. Một số ý kiến sai lầm cho rằng uống nhiều sữa bò sẽ dễ mập, tăng khả năng mắc bệnh tim mạch, tiểu đường, bị loãng xương, hay thậm chí làm tăng rủi ro ung thư. Tuy nhiên, các nghiên cứu lại chỉ ra kết quả khác hoàn toàn.

Quan niệm cho rằng trẻ em uống nhiều sữa bò sẽ dễ mập bị bác bỏ trong một nghiên cứu tổng hợp năm 2014. Trên 22 nghiên cứu cho thấy uống sữa bò không ảnh hưởng đến béo phì ở trẻ em, ngược lại, còn có một số tác dụng bảo vệ với thanh thiếu niên.[1] Nghiên cứu tổng hợp khác gần đây của bác sĩ Lu đăng trên tạp chí European Journal of Clinical Nutrition theo dõi trên 46.000 bệnh nhân là trẻ em và thiếu niên trong 3 năm cho thấy, nhóm uống nhiều sữa nhất có 38% ít khả năng béo phì hơn nhóm ít uống nhất.[2] Cụ thể, cứ mỗi ngày tăng thêm 1 phần sữa, tỷ lệ phần trăm của mỡ giảm 0,65% và tỷ lệ rủi ro tăng cân/béo phì giảm 13%. Nhìn chung, sữa bò tốt cho trẻ em và thiếu niên, WebMD khuyên dùng khoảng 1-2 ly mỗi ngày.[3]

---

[1] https://www.ncbi.nlm.nih.gov/pubmed/24655317/

[2] https://www.ncbi.nlm.nih.gov/pubmed/26862005/

[3] https://www.webmd.com/children/news/20121213/cups-milk-preschoolers#1

Ở người lớn, uống sữa mỗi ngày không ảnh hưởng đến tiểu đường, thậm chí còn có thể giảm tiểu đường như các nghiên cứu từ New Zealand chỉ ra vào năm 2013. Uống sữa bò nhiều và thường xuyên (500ml/ngày) cũng giúp tăng mỡ tốt (như HDL) và giảm rủi ro bệnh tim mạch.[1] Các nghiên cứu này gợi ý uống sữa sẽ tạo cảm giác no và giảm ăn uống, hấp thụ các chất thừa thãi khác vì sữa bò đã có nhiều chất dinh dưỡng trong đó.

Chuyện xương và sữa bò là một chủ đề khác gây ra rất nhiều tranh luận. Nhìn chung, sữa bò có tác dụng tích cực đến mật độ xương nhưng không giảm rủi ro gãy xương. Bệnh loãng xương là một bệnh có nhiều nguyên do, trong đó có thể do cơ thể hấp thụ ít khoáng chất (calcium và magnesium) lúc còn trẻ làm tăng rủi ro loãng xương khi trưởng thành ở phụ nữ.[2] Vì vậy, sữa bò (có đến 30% calcium cần thiết trong 1 ly) được xem là quan trọng với trẻ em và thiếu niên để bảo vệ loãng xương sau này, trong khi đó uống sữa bò mỗi ngày lại không có tác dụng trong việc giảm rủi ro loãng xương đối với người lớn.[3] Uống nhiều sữa bò hơn 3 ly/ngày có thể tăng rủi ro gãy xương.[4]

Về ung thư, sữa bò ảnh hưởng khác nhau đến nhiều loại ung thư. Sữa bò giảm tỷ lệ ung thư ruột và bàng quang. Tuy nhiên, sữa bò có thể tăng rủi ro ung thư tuyến tiền liệt (RR 1,07) từ 3% đến 9% (38). Nhiều nghiên cứu và nghiên cứu tổng hợp cho thấy uống sữa bò mỗi ngày (400g/ngày) có thể giảm rủi ro ung thư đường ruột (RR 0,83%).[5] Giả thuyết đưa ra

---

[1] https://www.ncbi.nlm.nih.gov/pubmed/29229955
[2] https://www.ncbi.nlm.nih.gov/pubmed/12499350
[3] https://www.ncbi.nlm.nih.gov/pubmed/20949604/
[4] https://academic.oup.com/ajcn/article/89/5/1638S/4596954
[5] https://www.ncbi.nlm.nih.gov/pubmed/21617020/

là sữa bò có nhiều calcium (không phải viên calcium trong thực phẩm chức năng), calcium này bám vào acid mật, làm ion hóa các acid béo có hại lên thành ruột,[1] dẫn đến giảm rủi ro ung thư đường ruột.

Các nghiên cứu khác cho thấy sữa bò có thể giảm rủi ro ung thư bàng quang[2] trong khi một số nghiên cứu khác không cho thấy như vậy. Không có nghiên cứu nào chỉ ra sữa bò làm tăng nguy cơ bị ung thư bàng quang. Sữa bò có thể giảm nguy cơ bị ung thư vú.[3] Cũng trong nghiên cứu này chỉ ra, sử dụng sữa chua cũng có thể giảm nguy cơ bị ung thư vú.[4]

Cuối cùng, uống sữa bò nhiều không tăng tỷ lệ tử vong khi so sánh với tất cả các yếu tố gây bệnh khác.[5] Sữa bò có thể tăng rủi ro gây mụn trong một nghiên cứu gần đây (năm 2018).[6] Tuy nhiên, sữa bò có thể dễ gây ra dị ứng do có khoảng 5% trẻ em và người lớn dị ứng với sữa.

SỮA GẠO

Đây là loại "sữa thời trang", mới ra mắt sau này, thường do gạo kết hợp với nước trộn thêm vitamin, calcium, đường và chất tạo mùi. Đây là loại sữa ít năng lượng (mặc dù có đến 120 calories), rất ít protein và mỡ, có thể sử dụng cho người muốn giảm cân nhưng cần khoáng chất. Lưu ý là vị ngọt của sữa gạo thường từ gạo, không phải do thêm đường. Do làm từ gạo, nhiều đường và tinh bột nên sữa gạo thường không

1 https://www.ncbi.nlm.nih.gov/pubmed/6587152/
2 https://www.ncbi.nlm.nih.gov/pubmed/22081693/
3 https://www.ncbi.nlm.nih.gov/pubmed/26770237/
4 https://www.ncbi.nlm.nih.gov/pubmed/25527754/
5 https://www.ncbi.nlm.nih.gov/pubmed/26378576/
6 https://www.ncbi.nlm.nih.gov/pmc/articles/PMC6115795/

được dùng với người có bệnh tiểu đường. Đây cũng là loại sữa ít gây dị ứng nhất trong 5 loại sữa, cũng là loại ít có nghiên cứu nhất. Sữa gạo cũng là sữa có lactose-free nên hợp với những người bị dị ứng. Tuy nhiên, uống nhiều sữa gạo có thể gây suy dinh dưỡng do sữa gạo chứa ít các khoáng chất quan trọng khi so sánh với sữa bò hay sữa đậu nành.[1]

Nói tóm lại, 5 loại sữa trên đều có những mặt tốt và xấu. Các loại sữa làm từ thực vật (plant based milk) như đậu nành, hạnh nhân, hay gạo... cho bạn cảm giác sữa ít protein và mỡ, phù hợp với người muốn ăn kiêng. Tuy nhiên, các loại sữa này lại thường kèm theo đường, chất độn và gia vị làm thơm để kích thích vị giác dẫn đến mọi người uống nhiều hơn và tăng rủi ro về bệnh tiểu đường.

Sữa bò (và các sản phẩm từ sữa) có những hiểu lầm không đúng, mặc dù sữa bò có rất nhiều nguồn dinh dưỡng tốt, đặc biệt là calcium. Sữa bò tốt cho trẻ em và thiếu niên do bổ sung sức khỏe cho xương sau này.

Lời khuyên là bạn nên uống loại sữa phù hợp với mình và không nên uống quá nhiều. Bạn cũng nên uống nhiều loại sữa khác nhau. Uống sữa kèm theo ăn uống đầy đủ các thực phẩm giàu dinh dưỡng như rau xanh, thịt cá, uống nước và tập thể dục đầy đủ là cách tốt nhất để bảo vệ sức khỏe.

---

[1] https://www.ncbi.nlm.nih.gov/pmc/articles/PMC575620/

02 Uống cà phê thì sao?

CÀ PHÊ (coffee) là thức uống nổi tiếng nhất, phổ biến nhất và được yêu thích nhất trên toàn cầu. Bạn có biết cà phê cũng là một thức uống tốt cho sức khỏe nếu uống đúng cách?

Cây cà phê mọc tự nhiên từ Ethiopia, châu Phi, sau đó du nhập vào Yemen vào khoảng năm 500 ở thành phố Mocha (tên một loại cà phê nổi tiếng sau này), bắt đầu được pha phế thành nước uống có mùi. Từ đó cà phê lan nhanh sang châu Á do tính kích thích cộng với mùi thơm quyến rũ. Cà phê sang châu Âu vào những năm 1600 và nhanh chóng được đón nhận như một thức uống nghệ thuật.

Viêt Nam là nước xuất khẩu cà phê nhiều thứ hai trên thế giới (10,5% tổng số cà phê toàn thế giới, trị giá 3,3 tỷ đô la, năm 2018). Cà phê tại Việt Nam chủ yếu là loại Robusta, có hàm lượng caffeine gần gấp đôi (2,2-2,7% trong hạt) so với Arabica (chỉ có 1,2-1,5% trong hạt). Lượng caffeine trong một ly cà phê sữa đá hay cà phê đen tại Việt Nam, vì vậy, có lẽ cũng cao hơn so với cà phê Starbuck, khoảng 200mg. Trong khi đó, cà phê tại Mỹ phần lớn là Arabica, có hàm lượng caffeine thấp hơn so với Robusta nên cà phê tại Mỹ thường "nhạt" hơn cà phê ở Việt Nam.

Cà phê là một chất chống oxy hóa (antioxidant) mạnh và giàu chất kích thích do có caffeine. Một ly cà phê nhỏ (8oz)[1] chứa 100mg caffeine. Ly trà xanh cùng kích cỡ (8oz) chứa 28mg và trà đen chứa 47mg.

[1] Khoảng 240ml.

Trong khi đó, ly cocacola bự hơn (12oz[1]) chỉ chứa 33mg caffeine.

CÀ PHÊ TĂNG CƯỜNG KHẢ NĂNG LÀM VIỆC VÀ LÀM NÃO BỘ THÔNG MINH HƠN

Do cà phê chứa nhiều caffeine, một loại chất kích thích lên thần kinh trung ương, làm tăng adrenaline (epinephrine), là loại hormone chiến đấu, đồng thời gửi tín hiệu đến tế bào mỡ làm tan mỡ. Một vài nghiên cứu cho thấy cà phê có thể cải thiện khả năng làm việc 12%.[2] Điều này giải thích vì sao có một ly cà phê buổi sáng dễ làm bạn tập trung và làm việc tốt hơn. Uống cà phê trước khi tập gym cũng là một cách tốt để cải thiện khả năng tập và tăng cơ bắp.

Cà phê cũng có thể làm chúng ta "thông minh" hơn do có nhiều chất kích thích caffeine. Chất này khóa các chất ức chế hoạt động của não như adenosine, tăng mật độ của các chất khác như dopamine (một trong những hormone hạnh phúc tôi hay nhắc đến) và norepinephrine, tăng cường khả năng dẫn xuất và kết nối của các tế bào thần kinh[3] dẫn đến não bộ hoạt động nhanh và hiệu quả hơn. Các nghiên cứu khác cho thấy cà phê còn có thể cải thiện nhiều chức năng khác của não bộ như cải thiện trí nhớ, tính tình, năng lượng, khả năng phản ứng và sức khỏe tâm thần.[4]

Một ly cà phê chứa nhiều chất dinh dưỡng[5] như Riboflavin (B2), acid Pantothenic (B5), Manganese

---

[1] Khoảng 360ml.

[2] https://www.ncbi.nlm.nih.gov/pubmed/15657469/

[3] https://www.ncbi.nlm.nih.gov/pubmed/7746802

[4] https://onlinelibrary.wiley.com/doi/full/10.1111/j.1467-3010.2007.00665.x

[5] https://nutritiondata.self.com/facts/beverages/3898/2

and Potassium (Kali), Niacin (B3). Đây là các vitamin và khoáng chất quan trọng, tuy nhiên, uống quá nhiều cà phê cũng sẽ có tác dụng phụ không tốt.

UỐNG CÀ PHÊ LÀM GIẢM NGUY CƠ MẮC BỆNH TIỂU ĐƯỜNG

Nghiên cứu năm 2008 trên 36.908 bệnh nhân người gốc Trung Quốc ở Singapore cho thấy uống cà phê (nhiều hơn 4 cốc mỗi ngày) giảm nguy cơ mắc bệnh tiểu đường 30%.[1] Một nghiên cứu tổng hợp khác năm 2009 trên hơn 457.000 bệnh nhân từ 18 nghiên cứu khác nhau cho thấy cứ mỗi ly cà phê được dùng thêm mỗi ngày có thể giúp giảm khoảng 7% nguy cơ mắc bệnh tiểu đường.[2]

Như vậy, uống cà phê thường xuyên có thể giảm tiểu đường, và cũng có thể giảm tử vong cũng như các biến chứng khác.

UỐNG CÀ PHÊ GIÚP SỐNG LÂU HƠN

Do cà phê có thể tăng hiệu quả làm việc, giảm rủi ro bệnh tiểu đường, nên cà phê cũng có thể giúp chúng ta sống lâu hơn. Hai nghiên cứu tổng hợp trên 127.000 bệnh nhân năm 2009 dựa trên các dữ liệu theo dõi về tử vong do tất cả các bệnh thông thường (tim mạch, ung thư, v.v..) và việc uống cà phê cho thấy uống 3-4 ly cà phê mỗi ngày có thể giảm 20% rủi ro tử vong ở nam và giảm 26% rủi ro tử vong ở nữ.[3] Rủi ro tử vong càng giảm mạnh trong trường hợp bệnh nhân mắc bệnh tiểu đường, giảm đến 30%.[4]

---

1 https://www.ncbi.nlm.nih.gov/pubmed/18842784
2 https://www.ncbi.nlm.nih.gov/pubmed/20008687
3 https://www.ncbi.nlm.nih.gov/pubmed/18559841
4 https://link.springer.com/article/10.1007%2Fs00125-006-0435-9

Nghiên cứu về cà phê và tuổi thọ nổi tiếng nhất đăng trên tạp chí y khoa lừng danh New England Journal of Medicine năm 2012 dựa trên 400.000 bệnh nhân tuổi 50-71 tại Hoa Kỳ và theo dõi trong vòng 13 năm (1995-2008), cho thấy uống cà phê làm tăng tỷ lệ tử vong. Tuy nhiên, do uống cà phê thường đi kèm hút thuốc lá nên các nhà nghiên cứu trừ ra tỷ lệ tử vong do hút thuốc lá. Kết quả ngạc nhiên là uống cà phê làm giảm tỷ lệ tử vong,[1] đặc biệt kết quả tốt nhất khi uống 4-5 ly mỗi ngày.

Một trong những điểm quan trọng của cà phê là nồng độ chất chống oxy hóa thuộc loại cao nhất, cao hơn cả các loại trái cây có tính chống oxy hóa. Ví dụ như tổng cộng oxy hóa (intake of antioxidant) của beta-carotene và vitamin C là 17mmol/d, trong khi cà phê là 11,1mmol/d, nhiều hơn trái cây (1,8mmol/d) trà (1,4mmol/d) hay rượu (0,8mmol/d)[2]. Lưu ý là cà phê có tính kháng oxy hóa mạnh, nên hạn chế uống cà phê trong lúc trị liệu hóa trị ung thư.

NHƯNG... UỐNG QUÁ NHIỀU CÀ PHÊ CŨNG KHÔNG TỐT

Bệnh viện Mayo Clinic đưa ra khuyến cáo tối đa lượng caffeine mỗi ngày là 400mg, tương đương 4 ly cà phê, 10 lon Coca hay 2 ly nước tăng lực.[3] Đây là ngưỡng an toàn cho hầu hết mọi người. Uống cà phê quá nhiều (hơn 6 ly mỗi ngày) sẽ có những tác dụng nguy hiểm như:

- Nhức đầu;

---

[1] https://www.nejm.org/doi/full/10.1056/NEJMoa1112010

[2] https://www.ncbi.nlm.nih.gov/pubmed/14988447

[3] https://www.mayoclinic.org/healthy-lifestyle/nutrition-and-healthy-eating/in-depth/caffeine/art-20045678

- Khó ngủ;
- Hồi hộp, lo sợ;
- Bồn chồn, đứng ngồi không yên;
- Đi tiểu nhiều;
- Tim đập nhanh;
- Đau dạ dày;
- Rung cơ bắp tay chân;

CÀ PHÊ CÓ THỂ TƯƠNG TÁC VỚI CÁC THUỐC KHÁC NHƯ:

- Ephedrine, thuốc chuyên dùng chữa nghẹt mũi, có thể tăng huyết áp, bệnh tim, thậm chí gây đột quỵ.
- Theophylline dùng để mở rộng đường thở, kết hợp với cà phê có thể làm bệnh nhân ói mửa và tăng nhịp tim.
- Echinacea, thực phẩm chức năng chữa cảm thường, có thể làm bệnh nhân dễ nhức đầu hay chóng mặt.

CÀ PHÊ VÀ BỆNH GOUT (GÚT)

Uống cà phê có thể làm giảm bệnh gout, đây là một phát hiện thú vị gần đây. Bệnh gout là một bệnh thường gặp ở Mỹ, lý do chính là tăng nồng độ acid uric trong máu, tích tụ dần dần tại các khớp. Khi nhiệt độ thay đổi (thấp về đêm) hay nồng độ acid uric thay đổi (ăn nhiều đồ biển có protein), các uric tích tụ lại, khiến các bạch cầu tấn công, gây ra cơn đau gắt.

Cà phê có thể ảnh hưởng đến chuỗi sản xuất acid uric thông qua tác động lên enzyme xanthine oxidase. Thông thường, enzyme này giúp cơ thể tổng hợp purine dẫn đến tăng nồng độ acid uric. Các thuốc trị gout thường (Allopurinol) ức chế enzyme này, dẫn đến giảm nồng độ acid uric. Cà phê được xem là góp phần ức chế men xanthine oxidase, dẫn đến giảm bệnh gout qua các nghiên cứu tổng hợp năm 2014.[1]

TÓM LẠI

- Cà phê là chất kích thích và chống oxy hóa mạnh, có thể tăng chức năng thần kinh, giảm rủi ro nhiều bệnh, có thể giúp bạn sống lâu hơn (nếu không hút thuốc kèm cà phê), và giúp bạn làm việc có hiệu quả hơn nếu dùng 1-4 ly cà phê mỗi ngày.
- Dùng quá nhiều (trên 4 cốc cà phê) có thể dẫn đến tác dụng phụ nguy hiểm.

---

[1] https://www.ncbi.nlm.nih.gov/pmc/articles/PMC4104583/

03 Mỡ heo có thật sự tốt cho cơ thể?

VAI TRÒ CỦA MỠ (SATURATED AND UNSATURATED FAT)

Mỡ là một trong những dạng dinh dưỡng thô cho chúng ta năng lượng nhiều. Mỡ được chia thành 2 loại: mỡ hòa tan (saturated fat – chất béo bão hòa) và mỡ không hòa tan (mono-unsaturated fat / poly-unsaturated fat – chất béo không bão hòa) dựa vào việc có một hay nhiều liên kết đôi trong cấu tạo phân tử. Mỡ hòa tan sẽ đóng thành cục ở nhiệt độ thường (phòng) trong khi mỡ không hòa tan thường ở dạng lỏng (dầu ăn). Các thức ăn nhiều mỡ gồm thịt mỡ, bơ, kem, cùi dừa, dầu cọ và chocolate.

Mỡ (gồm mỡ hòa tan và mỡ không hòa tan) là thành phần quan trọng trong việc tạo thành vỏ tế bào, phát triển cơ thể, giữ ấm, tạo dáng cơ thể và sản xuất hormone. Chúng ta không thể sống nếu thiếu mỡ. Mỡ chúng ta ăn hằng ngày là mỡ kết hợp giữa hòa tan và không hòa tan. Tùy vào loại thịt mỡ mà thành phần mỡ hòa tan hay không hòa tan ít hay nhiều. Ví dụ như mỡ heo nếu so với mỡ bò thì ít mỡ hòa tan (saturated fat) và ít mỡ cholesterol hơn.[1] Đây cũng là một trong những lý do mỡ heo được đánh giá tốt hơn mỡ bò.

---

[1] https://foodstruct.com/compare/pork-vs-beef

MỠ XẤU (LDL), MỠ TỐT (HDL) LIÊN QUAN ĐẾN BỆNH TIM?

Khi gặp bác sĩ, bạn sẽ được nghe về các loại mỡ như HDL (mỡ tốt do chúng hỗ trợ vận chuyển mỡ lưu thông trong mạch máu), LDL (mỡ xấu, do chúng có xu hướng bám vào thành mạch, làm tăng rủi ro nghẽn mạch), mỡ Cholesterol, và mỡ dầu Triglyceride. Thật ra, HDL và LDL không phải là cholesterol mà là các protein vận chuyển cholesterol.

Mỡ xấu LDL lại chia làm 2 loại là LDL nhỏ (small dense) và LDL lớn (large LDL). Các nghiên cứu gần đây chỉ ra rằng không phải tất cả các LDL là xấu. Thật ra, loại mỡ LDL nhỏ, dễ bị oxy hóa và dính vào mạch tim mới là lý do làm chúng ta bị bệnh tim.[1] Như vậy, nếu chúng ta tìm cách giảm các LDL nhỏ (small LDL) và tăng LDL lớn, thì liệu bệnh tim mạch có thể giảm không?

Và đây là điểm thú vị. Dùng mỡ hòa tan (saturated fat) có thể chuyển hóa mỡ LDL nhỏ thành mỡ LDL lớn.[2] Nói cách khác, ăn thực phẩm có mỡ hòa tan (như mỡ heo) có thể giúp chuyển hóa LDL nhỏ thành LDL lớn, từ đó giảm nguy cơ bệnh tim.

TĂNG CHOLESTEROL DO MỠ CÓ THẬT SỰ LIÊN QUAN ĐẾN BỆNH TIM?

Vào thế kỷ trước, bệnh tim không xảy ra nhiều như bây giờ (hay chúng ta không có đủ thống kê lúc đó). Những năm 1970, các nghiên cứu chỉ ra cao

---

[1] https://jamanetwork.com/journals/jama/article-abstract/407945 và https://www.ncbi.nlm.nih.gov/pubmed/7616114

[2] https://www.ncbi.nlm.nih.gov/pubmed/9583838 và https://www.ncbi.nlm.nih.gov/pubmed/20089734 và https://www.ncbi.nlm.nih.gov/pubmed/8299884

cholesterol tăng rủi ro bệnh động mạch vành. Dựa vào đây, viện NHS của Anh chỉ ra rằng cao cholesterol gây rủi ro bệnh tim.[1] Nổi tiếng nhất là nghiên cứu Framingham với trên 5.000 bệnh nhân cho thấy sự liên hệ giữa tăng mỡ tốt HDL và giảm mỡ xấu LDL có thể giảm tử vong.[2]

Ăn nhiều mỡ (fat) có vẻ như tăng lượng cholesterol trong máu, từ đó dẫn đến suy luận là ăn nhiều mỡ dẫn đến bệnh tim. Có rất nhiều hướng dẫn và khuyến cáo dinh dưỡng dựa vào suy luận này cho đến gần đây. Nhưng một nghiên cứu tổng hợp (systematic review) cho thấy không có sự liên hệ nào giữa cao LDL và bệnh tim,[3] đặt ra dấu hỏi lớn về lý thuyết cao cholesterol mỡ xấu LDL dẫn đến bệnh tim mạch. Chưa kể chính LDL cũng có 2 loại và cách ảnh hưởng đến tim mạch cũng khác nhau.

Các nghiên cứu sau này chỉ ra không có mối liên hệ rõ ràng giữa ăn mỡ hòa tan (saturated fat) và rủi ro tim mạch. Nghiên cứu trên 347.000 bệnh nhân năm 2010 cho thấy không có sự liên hệ giữa cao mỡ hòa tan và bệnh tim mạch.[4] Sau đó, vào năm 2014, một nghiên cứu tổng hợp khác trên 643.000 bệnh nhân cũng không tìm thấy mối liên hệ giữa mỡ hòa tan và bệnh tim mạch.[5]

---

[1] https://www.bhf.org.uk/informationsupport/risk-factors
[2] https://www.ncbi.nlm.nih.gov/pubmed/193398
[3] https://bmjopen.bmj.com/content/6/6/e010401
[4] https://www.ncbi.nlm.nih.gov/pubmed/20071648
[5] https://www.acpjournals.org/doi/10.7326/M13-1788

MỐI QUAN HỆ GIỮA MỠ HÒA TAN, CHOLESTEROL, BỆNH TIM MẠCH VÀ TỬ VONG CÓ THỂ CHƯA RÕ RÀNG NHƯ CHÚNG TA TƯỞNG

Sau khi xem một loạt các nghiên cứu, thậm chí có phần trái ngược nhau, tôi cho rằng có nhiều lý do dẫn đến bệnh tim mạch và tử vong hơn là chỉ vì cao cholesterol do ăn nhiều mỡ. Thực tế đã chứng minh các bệnh nhân tiểu đường, bệnh tự miễn hay các bệnh lý mãn tính khác dễ mắc thêm bệnh tim mạch và tử vong sớm hơn.

Trung tâm Kiểm soát và Phòng ngừa Dịch bệnh Hoa Kỳ (CDC) có một bài về các tin đồn về mỡ cholesterol, trong đó chỉ ra ăn nhiều thức ăn chứa cholesterol (như mỡ hòa tan) chưa hẳn đã tăng nồng độ cholesterol. Điểm thú vị là chính CDC cũng cho rằng LDL tăng rủi ro bệnh tim mạch, trái ngược với bài review đăng trên BMJ.[1]

VẬY THÌ MỠ HEO CÓ TỐT CHO SỨC KHỎE?

Câu trả lời là có, nếu dùng đủ liều và đúng lúc. Nghiên cứu trên BBC Future chỉ ra mỡ heo là một trong những chất giàu dinh dưỡng nhất (xếp hạng 8/100), thậm chí xếp trên nhiều loại rau củ.

Có một nghiên cứu thú vị năm 2001 cho thấy ăn thịt heo nuôi làm giảm mỡ saturated fat sẽ giúp giảm mỡ xấu LDL.[2] Tuy nhiên, bài nghiên cứu này có số lượng bệnh nhân rất ít (chỉ có 20 người) và thịt heo nuôi đã được thay đổi chế độ dinh dưỡng. Trên Livestream tôi cũng có nhắc đến nghiên cứu này và tôi nghĩ kết quả không đáng tin lắm.

---

1 https://www.cdc.gov/features/healthyliving.html

2 https://www.ncbi.nlm.nih.gov/pubmed/11470718

TÓM LẠI

- Mỡ là dinh dưỡng rất quan trọng cho cơ thể. Điểm quan trọng là chúng ta cần ăn mỡ ở mức độ vừa phải.
- Mỡ heo là một loại dinh dưỡng tốt cho cơ thể (ăn vừa phải).
- Thịt heo là loại "thịt trắng hơn" trong các loại thịt đỏ và là loại thịt giàu chất dinh dưỡng. Thịt heo vẫn là thịt đỏ theo định nghĩa, tuy rằng một số nơi vẫn gọi là "the other white meat".
- Chưa có bằng chứng về mối liên hệ giữa cao mỡ hòa tan và tăng rủi ro bệnh tim mạch.
- Tập thể dục đều độ, ăn uống cân bằng mỡ, thịt với rau cải, ngũ cốc, uống nước đầy đủ, và tập thể dục thường xuyên vẫn là những cách tốt nhất để chăm sóc sức khỏe.

04 Có nên uống bổ sung canxi (Calcium Supplement)?

Từ Costco, Walmart tại Hoa Kỳ cho đến các siêu thị tại Việt Nam, "thuốc bổ" canxi (Calcium Supplement) được bày bán, quảng cáo như một loại thuốc hữu hiệu làm xương chắc khỏe. Nhưng những nghiên cứu gần đây cho thấy uống thuốc bổ canxi có thể không bổ xương, ngược lại còn làm tăng nguy cơ mắc bệnh tim mạch hay sỏi thận nếu uống không đúng cách.

CANXI (CALCIUM) QUAN TRỌNG THẾ NÀO?

Trước hết, chúng ta nên hiểu rằng canxi rất quan trọng cho cơ thể, giúp chúng ta sống, vận động và tồn tại. Lượng canxi trong máu luôn được giữ ở một mức ổn định. Phần lớn (99%) canxi của chúng ta được dự trữ trong xương. Ở người khỏe mạnh, mức canxi hấp thụ qua ruột non hằng ngày bằng với mức canxi thải ra qua đường phân và nước tiểu.

Các nghiên cứu cho thấy canxi quan trọng với sức khỏe của xương và răng, nhất là trong quá trình phát triển và bảo vệ xương do canxi có liên quan trực tiếp đến việc tái tạo xương. Canxi còn có tác dụng bảo vệ xương cho phụ nữ tuổi mãn kinh và ngăn ngừa loãng xương.

Ngoài ra, canxi còn có những vai trò quan trọng khác như:[1]

---

1 https://www.ahajournals.org/doi/full/10.1161/jaha.116.003815

Truyền dẫn tín hiệu thần kinh;

- Giúp điều tiết hormone;
- Giúp cơ bắp và mạch máu co thắt;
- Hỗ trợ máu đông.

Vì vậy, chúng ta cần có đủ canxi trong cơ thể để đảm bảo cơ thể hoạt động khỏe mạnh. Theo viện Y khoa Quốc gia Hoa Kỳ, liều canxi cần dùng mỗi ngày cho từng người khác nhau tùy theo độ tuổi, giới tính, cụ thể như sau:[1]

- 1-3 tuổi: nam 700mg; nữ 700mg
- 4-5 tuổi: nam 1.000mg; nữ 1.000mg
- 9-13 tuổi: nam 1.300mg;nữ 1.300mg
- 14-18 tuổi: nam 1.000mg; nữ 1.000mg
- 19-50 tuổi: 1.000mg; nữ 1.000mg
- 51-70 tuổi: nam 1.000mg; nữ 1.200mg
- 71+ tuổi: nam 1.200mg; nữ 1.200mg.

Cách duy nhất để cơ thể chúng ta có canxi là thông qua thức ăn hay chất bổ sung. Vấn đề chính là chúng ta có đủ canxi hay không và nếu không đủ thì làm cách nào là tốt nhất?

Tại Mỹ, đa số phụ nữ trên 60 tuổi (61%) uống thuốc bổ sung canxi mỗi ngày, theo một nghiên cứu từ năm 2003-2006, con số này đã tăng lên đáng kể từ những năm 1990.[2] Vì vậy, thị trường thuốc bổ canxi là một trong những thị trường màu mỡ nhất, ước tính hàng chục tỷ đô la. Kéo theo đó là tình trạng quảng cáo quá mức về việc uống canxi cho cả những bệnh nhân không cần thiết.

---

[1] https://www.ncbi.nlm.nih.gov/pubmed/21796828

[2] https://pubmed.ncbi.nlm.nih.gov/21592424/

LÀM SAO ĐỂ BIẾT MÌNH THIẾU CANXI?

Nếu ăn uống đầy đủ chất, nhiều khả năng bạn sẽ không cần thuốc bổ canxi vì canxi có nhiều trong các loại hạt, đậu, pho mát, rau cải, cá, sữa, sữa chua, chẳng hạn:

- 1 muỗng canh (9g) hạt poppy seed (hoa anh túc) cho 127mg calcium;
- 1 ounce pho mát (28g) chứa 242mg calcium;
- 1 cup sữa chua (245g) chứa 299mg calcium;
- 85g cá Salmon đóng hộp (loại có xương) chứa 247mg calcium;
- Các loại đậu như đậu rồng (winged bean) thì 1 cup (172 gram) chứa 244 mg calcium;[1]
- Ngoài ra, calci cũng có trong đậu bắp, nước cam...

AI NÊN UỐNG THUỐC BỔ SUNG CANXI?

Những người rơi vào các trường hợp dưới đây thường ăn thiếu những chất giàu canxi:

- Ăn chay trường;
- Mắc chứng không chịu được Lactose và ít uống sữa;
- Ăn nhiều thịt hay muối, khiến cơ thể thải ra nhiều canxi;
- Bị loãng xương;
- Chữa trị lâu dài với corticosteroid;
- Mắc bệnh đường tiêu hóa không hấp thu canxi, chẳng hạn như viêm ruột hay bệnh Celiac.

---

1 https://www.healthline.com/nutrition/15-calcium-rich-foods#section5

Nhưng dù cần uống thuốc bổ sung canxi, theo khuyến cáo thì bạn cũng không nên uống quá 1.200mg/ngày vì sẽ tăng rủi ro các bệnh về tim mạch hay bệnh thận.

NẾU CẦN UỐNG CANXI THÌ UỐNG THẾ NÀO CHO ĐÚNG?

Canxi dạng thuốc bổ được sản xuất theo nhiều loại. Tùy từng loại mà chỉ số phần trăm canxi thật sự (element calcium) khác nhau. Cần chú ý là chỉ số canxi thực sự mới quan trọng. Dưới đây là các chỉ số phần trăm canxi trong thuốc bổ:[1]

- Calcium carbonate (40% canxi thực sự), phổ biến nhất;
- Calcium citrate (21% canxi thực sự);
- Calcium gluconate (9% canxi thực sự);
- Calcium lactate (13% canxi thực sự);

Nói cách khác, trong 1.000mg calcium carbonate, chỉ có 400mg calcium thật sự. Bạn nên uống canxi với Vitamin D để hấp thu canxi vào cơ thể tốt hơn.

UỐNG CANXI NHIỀU NGUY HIỂM NHƯ THẾ NÀO?

Cách hiểu về canxi và thuốc bổ sung canxi gần đây đã thay đổi nhiều.

Những khuyến cáo về canxi và Vitamin D được công bố bởi Viện Sức khỏe Quốc gia Hoa Kỳ từ năm 2011. Nhiều hãng thuốc và công ty đã dựa vào khuyến cáo này để quảng cáo bán thuốc bổ sung canxi. Trường Y Khoa John Hopkins,[2] trong một bài

---

[1] https://www.ahajournals.org/doi/full/10.1161/jaha.116.003815

[2] https://www.hopkinsmedicine.org/news/media/releases/calcium_supplements_may_damage_the_heart và https://www.ahajournals.org/doi/full/10.1161/jaha.116.003815

báo gần đây (2018) cho rằng, cách tốt nhất để uống thuốc bổ xương bằng canxi là không nên uống gì cả.[1] Trường Hopkins cũng cho rằng ăn uống cân bằng là cách tốt nhất để có canxi, thay vì uống bổ sung canxi.

Một nghiên cứu khác từ Đại học Tulane (Hoa Kỳ) và Trung Quốc cho kết quả lẫn lộn giữa lợi và hại của việc uống canxi trong ngăn ngừa và tăng rủi ro các bệnh về tim mạch, thận và đường tiêu hóa.[2] Ví dụ như trong một nghiên cứu về trường hợp mắc bệnh tim mạch, uống canxi cho thấy tác dụng bảo vệ tim với liều thấp 600mg/ngày trong khi tăng rủi ro tim mạch với liều cao 1.000mg/ngày.

Theo một nghiên cứu theo dõi 10 năm với 2.700 bệnh nhân từ Bệnh viện Đại học John Hopkins, cho thấy uống thuốc bổ sung canxi không có lợi gì cả, thậm chí làm tăng quá trình vôi hóa động mạch.

Điểm thú vị của nghiên cứu này là nếu bệnh nhân hấp thụ nhiều canxi từ thực phẩm tự nhiên (không phải thuốc bổ) thì có thể có tác dụng bảo vệ tim mạch. Điểm này cũng chỉ ra chế độ dinh dưỡng rất quan trọng với việc ngăn ngừa bệnh tim và ăn uống cân bằng tự nhiên là cách tốt nhất để bảo vệ cơ thể.

Các nghiên cứu đều chỉ ra uống nhiều hơn 1.200mg calcium/ngày là cao và không cần thiết cho cơ thể. Uống nhiều canxi thậm chí còn có thể dẫn đến các biến chứng nguy hiểm khác như:

- Sỏi thận;
- Đầy hơi liên tục;

---

1 https://www.hopkinsmedicine.org/health/wellness-and-prevention/calcium-supplements-should-you-take-them

2 https://www.ncbi.nlm.nih.gov/pmc/articles/PMC6276611/#b2-cia-13-2443

- Táo bón và bệnh đường ruột;
- Ung thư tuyến tiền liệt;
- Tăng rủi ro bệnh cao canxi trong máu.

Tóm lại cơ thể chúng ta cần canxi và cách tốt nhất chúng ta bổ sung canxi là thông qua đường ăn uống tự nhiên, chứ không nên uống thuốc bổ sung canxi. Bạn chỉ nên uống thuốc bổ sung canxi trong trường hợp khả năng thiếu canxi cao. Bạn cũng không nên tùy tiện mua canxi uống vì có thể nguy hại hơn là có lợi.

Bạn nên nói chuyện với bác sĩ của mình về dinh dưỡng. Tùy vào độ tuổi và chế độ dinh dưỡng, vận động, bác sĩ sẽ cho bạn biết có nên dùng thêm canxi hay không.

Điểm quan trọng nhất của tất cả các nghiên cứu trên là sự không đồng nhất của bệnh nhân về sắc tộc, văn hóa và chế độ dinh dưỡng. Chúng ta hiểu rằng các nền văn hóa khác nhau có chế độ dinh dưỡng khác nhau, vì vậy, tôi không ngạc nhiên khi có nhiều nghiên cứu trên bệnh nhân về thuốc bổ sung canxi có những kết quả trái ngược nhau.

05 Uống dầu cá omega 3 lợi (và hại) như thế nào?

DẦU CÁ OMEGA 3 CÓ TÁC DỤNG hỗ trợ hệ thần kinh, mắt, tim mạch và chống viêm nhiễm. Bác sĩ thường khuyên chúng ta nên uống dầu cá hằng ngày. Nhưng phải uống dầu cá đúng cách và đúng liều lượng. Dùng quá nhiều dầu cá có thể gây tổn hại sức khỏe do các tác dụng phụ như tăng lượng đường trong máu, tiêu chảy và tăng nguy cơ chảy máu.

DẦU CÁ OMEGA 3 VÀ OMEGA 3-6-9 LÀ GÌ?

Là dầu chiết xuất từ cá chứa nhiều acid béo (fatty acid) omega 3. Đây là các acid béo mà cơ thể chúng ta không thể tự tổng hợp.[1] Các acid này đóng vai trò quan trọng trong việc hình thành vỏ tế bào (cell membrane) trong quá trình tạo ra tín hiệu, do vậy, ảnh hưởng đến hầu hết các cơ quan trong cơ thể, đặc biệt là tim mạch, não và hệ miễn dịch.

Omega 3 còn là tên gọi chung của họ acid béo. Có 3 loại acid béo quan trọng mà cơ thể chúng ta cần. Acid eicosapentaenoic (EPA) và acid docosahexaenoic (DHA) chủ yếu có nguồn gốc từ cá và rong biển nên còn gọi là omega-3s. Loại còn lại là acid alpha-linolenic (ALA), là loại acid béo thông dụng nhất trong chế độ dinh dưỡng phương Tây. ALA thường có trong hạt, dầu thực vật và các loại rau cải.

---

[1] https://www.hsph.harvard.edu/nutritionsource/what-should-you-eat/fats-and-cholesterol/types-of-fat/omega-3-fats/

Các nghiên cứu cho thấy omega 3 ảnh hưởng tốt nhất lên hệ tim mạch thông qua nghiên cứu về rối loạn nhịp tim,[1] giúp hạ huyết áp, kiểm soát nhịp tim và tăng cường hệ miễn dịch. Các nghiên cứu khác cho thấy dầu cá omega 3 làm khỏe tóc và da, làm giảm rủi ro ung thư đường ruột.[2]

Omega 6 và omega 9 là các loại acid béo khác mà chúng ta thường dùng. Giống như omega 3, omega 6 là acid béo cơ thể không tự tổng hợp được, cần phải lấy từ bên ngoài. Omega 6 có một số tác dụng giảm viêm nhưng không tốt bằng omega 3. Omega 9, ngược lại, không phải là loại acid béo cần thiết vì cơ thể chúng ta tự tổng hợp được.

TẠI SAO CHÚNG TA CẦN BỔ SUNG DẦU CÁ OMEGA 3?

Vì khi chúng ta ăn uống thực phẩm chứa dầu mỡ, tỷ lệ giữa các loại omega 3, omega 6 và omega 9 thường không cân bằng, lâu dài sẽ dẫn đến các bệnh lý về mỡ hay tim mạch.[3] Các nghiên cứu cho thấy chúng ta nên ăn uống tỷ lệ omega 3 và omega 6 là 1:4 trong khi thực tế chúng ta chỉ ăn 1:10 thậm chí 1:50. Tức là chúng ta ăn quá ít omega 3 và quá thừa omega 6.

Theo các nghiên cứu, omega-3s có cả EPA (tác dụng tốt cho tim mạch) và DHA (tác dụng tốt cho hệ thần kinh). Cách tốt nhất để bổ sung omega 3 là ăn cá có các chất này (như cá hồi hay cá mòi) ít nhất 2 lần/tuần. Nếu bạn không ăn cá thường xuyên hoặc bị dị ứng với cá thì có thể uống dầu cá omega 3 để thay thế.

---

1 https://www.ncbi.nlm.nih.gov/pubmed/17109646
2 https://www.ncbi.nlm.nih.gov/pmc/articles/PMC6133177/
3 https://www.healthline.com/nutrition/omega-3-6-9-overview

DẦU CÁ CÓ TÁC DỤNG TỐT VỚI BỆNH NHÂN MẮC BỆNH TIM, TRẦM CẢM, UNG THƯ, VỚI TRẺ EM, VÀ VỚI PHỤ NỮ MANG THAI

Một nghiên cứu tổng hợp cho thấy bệnh nhân dùng kết hợp EPA và DHA giảm 19-50% tỷ lệ tử vong đột ngột[1] cũng như giảm đáng kể tỷ lệ mắc bệnh mạch vành. Hiệp hội Tim mạch Hoa Kỳ (AHA) khuyến cáo rằng những người mắc bệnh mạch vành nên uống 1.000mg EPA/DHA kết hợp mỗi ngày (liều 2-4g omega 3).

Nghiên cứu khác cho thấy sử dụng omega 3 liều cao 2-4g mỗi ngày có thể làm giảm các triệu chứng trầm cảm. Một số nghiên cứu gợi ý dùng omega 3 đúng liều cũng có thể giảm nguy cơ ung thư vú, ung thư tuyến tiền liệt và ung thư ruột. Tuy nhiên, các nghiên cứu này cần thêm dữ liệu và thời gian để theo dõi. Nghiên cứu cũng cho thấy omega-3, đặc biệt là DHA, rất quan trọng cho em bé trước, trong và sau thai kỳ của mẹ. Các hướng dẫn y khoa thường khuyến cáo phụ nữ dùng 200mg DHA trong khi mang thai và cho con bú.

LÀM SAO ĐỂ BIẾT CƠ THỂ TÔI THIẾU DẦU CÁ?

Hiện nay chưa có xét nghiệm nào có thể cho thấy chúng ta thiếu dầu cá omega 3. Tuy nhiên, nếu chế độ ăn uống của bạn thiếu cá, ăn chay, hoặc ít ăn các loại hạt, rong biển thì có thể khiến bạn thiếu dầu cá omega 3. Các nghiên cứu cho thấy cơ thể cần lượng EPA/DHA có trong dầu cá khoảng 250mg mỗi ngày.

[1] https://www.ahajournals.org/doi/full/10.1161/CIR.0000000000000709

CHỌN MUA DẦU CÁ Ở ĐÂU VÀ TỶ LỆ EPA/DHA THẾ NÀO?

Tại Hoa Kỳ, bạn có thể dùng dầu cá dưới dạng toa thuốc bác sĩ như Lovaza, Omtryg, Epanova (chứa cả EPA/DHA) hoặc Vascepa (chứa nhiều tinh chất EPA). Bạn cũng có thể tự mua dầu cá omega 3 tại Costco, Walmart hay các cửa hàng dược phẩm. Các loại thuốc dầu cá kê toa đều có nhiều hơn 300mg kết hợp EPA/DHA. Do sản phẩm toa thuốc phải theo quy trình sản xuất nghiêm ngặt nên thuốc dầu cá cần toa omega 3 thường là loại bác sĩ sẽ khuyên dùng hơn là tự mua bên ngoài.

Khi mua dầu cá bên ngoài, bạn lưu ý tìm hiểu tỷ lệ EPA/DHA trong mỗi viên dầu cá để chọn loại phù hợp cho cơ thể mình. Thường các tổ chức y tế đều khuyên dùng 250mg kết hợp EPA và DHA. Tại Mỹ, 1.000mg dầu cá có khoảng 300mg EPA/DHA kết hợp.

Nam và nữ hấp thụ EPA/DHA khác nhau do cơ thể phụ nữ có nhiều mỡ hơn nam. Đa số dầu cá trên thị trường có tỷ lệ EPA = DHA. Do cơ thể phụ nữ có thể chuyển hóa acid béo ALA thành DHA nhanh hơn nam, vì vậy, có một số loại dầu cá dành cho nam giới với tỷ lệ DHA cao hơn so với EPA.

UỐNG BAO NHIÊU DẦU CÁ OMEGA 3 LÀ ĐỦ VÀ NÊN UỐNG KHI NÀO?

Nên uống 1g (1.000mg) dầu cá/ngày cho người không bị cao mỡ và uống 2-4g dầu cá/ngày cho người bị cao mỡ. Bạn nên uống dầu cá sau khi ăn sáng hay ăn trưa để giảm bớt cảm giác khó chịu do đầy bụng hay tiêu chảy.

DÙNG QUÁ NHIỀU DẦU CÁ CÓ THỂ ẢNH HƯỞNG ĐẾN SỨC KHỎE[1]

Dùng omega 3 có thể làm tăng lượng đường trong máu ở những người mắc bệnh tiểu đường. Một nghiên cứu chỉ ra dùng 8g acid béo omega 3 mỗi ngày dẫn đến tăng 22% lượng đường trong máu ở những người mắc bệnh tiểu đường loại 2. Tuy nhiên, một nghiên cứu khác gần đây cho thấy uống dầu cá liều cao (4.4g/ngày) vẫn không gây ra tiểu đường.[2]

Chảy máu nướu và chảy máu cam là tác dụng phụ của việc dùng quá liều dầu cá. Một nghiên cứu cho thấy uống dầu cá có thể liên quan đến nguy cơ chảy máu cam cao hơn, với 72% bệnh nhân chảy máu khi dùng nhiều hơn 5g dầu cá/ngày. Vì vậy, bác sĩ thường khuyên bệnh nhân ngừng uống dầu cá trước khi phẫu thuật.

Dùng dầu cá liều cao có thể làm hạ huyết áp một cách không mong muốn. Vì vậy, khi uống thuốc hạ huyết áp, bệnh nhân nên cẩn thận khi dùng chung với dầu cá vì huyết áp có thể tụt thêm.

Tiêu chảy là một trong những tác dụng phụ thường thấy do uống nhiều dầu cá. Bụng trướng, đầy hơi và trung tiện cũng là các tác dụng phụ đáng kể của việc dùng nhiều dầu cá.

Bệnh nhân thường gặp triệu chứng trào ngược dạ dày như ợ hơi, buồn nôn và khó chịu dạ dày khi dùng dầu cá liều cao. Về lâu dài, các triệu chứng này có thể tiến triển thành bệnh đau dạ dày.

---

1 https://www.healthline.com/nutrition/fish-oil-side-effects

2 https://medicalxpress.com/news/2019-08-fish-oil-supplements-effect-diabetes.html

Đột quỵ do xuất huyết. Do dầu cá tăng khả năng chảy máu, đôi khi bệnh nhân có thể sẽ bị đột quỵ do xuất huyết trong não khi dùng dầu cá kết hợp với một số thuốc chống đông máu. Một số nghiên cứu phát hiện dùng quá liều omega 3 có thể làm giảm khả năng đông máu và tăng nguy cơ đột quỵ do xuất huyết.

Gần đây, nhiều loại dầu cá được bổ sung thêm vitamin A. Vì vậy, uống dầu cá quá liều có kèm vitamin A có thể gây tác dụng phụ như chóng mặt, buồn nôn, đau khớp và kích ứng da. Về lâu dài, quá liều vitamin A có thể dẫn đến tổn thương gan, thậm chí suy gan trong trường hợp nặng.

Uống dầu cá quá liều có thể gây mất ngủ, khó ngủ, ngủ chập chờn. Nhưng nếu dùng dầu cá liều vừa phải lại có thể giúp bạn ngủ ngon. Điều này chỉ ra dùng dầu cá (hay bất kỳ loại thuốc nào) cũng nên dùng đúng liều, không phải càng nhiều là càng tốt.

06 Vitamin D giúp tăng cường hệ miễn dịch

VITAMIN D LÀ GÌ?

Vitamin D là một vitamin hòa tan trong mỡ, cực kỳ quan trọng đối với cơ thể chúng ta. Thiếu vitamin D có thể dẫn đến các bệnh về xương, cơ xương khớp, hệ miễn dịch, thậm chí ung thư.[1] Vitamin D giúp hấp thụ calcium và phosphate từ ruột, làm xương chúng ta đậm và chắc. Cơ thể thiếu vitamin D sẽ không hấp thụ được calcium, phải lấy calcium từ xương để sử dụng, dần dần làm xương yếu đi, gây bệnh còi xương và loãng xương.[2] Uống bổ sung calcium trong khi cơ thể thiếu vitamin D là không có tác dụng vì calcium không hấp thụ được vào cơ thể.

Có hai loại vitamin D chính là vitamin D2 và vitamin D3. Vitamin D2 (ergocalciferol) có chủ yếu từ thức ăn và chỉ có trong một số ít loại thức ăn giàu vitamin D. Loại vitamin D2 này chiếm rất ít trong tổng số lượng Vitamin D chúng ta có. Vitamin D3 (cholecalciferol) tổng hợp ở da từ tiền chất vitamin D dưới tác động của tia cực tím (UVB, bước sóng 290-320nm) nhờ ánh sáng mặt trời, phản ứng với protein 7-DHC, sản xuất ra vitamin D3. Loại vitamin này cung cấp phần lớn lượng vitamin D cho cơ thể. Nói cách khác, cơ thể chúng ta cần ánh mặt trời hấp thụ qua da để tạo ra phần lớn nhu cầu vitamin D. Chỉ ăn uống thôi thường sẽ không đủ cung cấp vitamin D.

---

[1] https://www.ncbi.nlm.nih.gov/pubmed/15585788

[2] https://www.ncbi.nlm.nih.gov/pmc/articles/PMC2621390/

VAI TRÒ CỦA VITAMIN D TRONG HỆ MIỄN DỊCH

Vitamin D là một thành phần quan trọng giúp hệ miễn dịch của chúng ta chiến đấu với virus và vi khuẩn. Vitamin D đóng vai trò cốt yếu trong cả hai hệ miễn dịch bẩm sinh (nội sinh) và thu được (ngoại sinh).[1] Tại hệ miễn dịch bẩm sinh, vitamin D giúp tổng hợp cathelicidin (một chuỗi peptide chuyên tấn công vi trùng và vi khuẩn).[2] Vitamin D cũng ảnh hưởng lên các tế bào đơn nhân monocyte và đại thực bào. Với hệ miễn dịch thu được, vitamin D hiệu chỉnh các tế bào, giúp làm việc hiệu quả hơn trong chuỗi viêm và kháng viêm.

THIẾU VITAMIN D DẪN ĐẾN BỆNH HÔ HẤP

Nghiên cứu tổng hợp đăng trên tạp chí Y khoa Anh quốc (BMJ) năm 2017 do bác sĩ từ Harvard chủ trì đã chỉ ra, thiếu vitamin D dẫn đến tăng rủi ro nhiễm trùng đường hô hấp do virus đến 50%.[3] Điểm thú vị là nghiên cứu này chỉ ra uống vitamin D liều vừa phải, đều đặn mỗi ngày, sẽ có tác dụng bảo vệ. Còn uống vitamin D liều cao thì sẽ không có tác dụng, ngược lại còn có thể dẫn đến tác dụng phụ nguy hiểm. Nói cách khác, khi uống bổ sung vitamin D, chúng ta nên uống với liều ít một rồi tăng dần.

THIẾU VITAMIN D DẪN ĐẾN BỆNH PHỔI NGUY HIỂM NHƯ SUY HÔ HẤP CẤP TÍNH (ARDS)

Nghiên cứu khác chỉ ra thiếu vitamin D khiến các tế bào miễn dịch ở phổi yếu hơn, dẫn đến rủi ro cao hơn mắc phải hội chứng suy hô hấp cấp tính ARDS hay

---

[1] https://www.ncbi.nlm.nih.gov/pmc/articles/PMC3166406/
[2] https://www.ncbi.nlm.nih.gov/pmc/articles/PMC3487008/
[3] https://www.bmj.com/content/356/bmj.i6583

viêm phổi.[1] Cụ thể, nghiên cứu này chỉ ra thiếu vitamin D có thể dẫn đến viêm tế bào nang phổi, tổn thương màng phổi và thiếu oxy. Các nghiên cứu sau này cũng khẳng định thêm, rủi ro của ARDS có thể giảm nếu vitamin D được kiểm tra và bổ sung phù hợp.[2]

VITAMIN D CÓ GIẢM TỶ LỆ TỬ VONG DO COVID-19 VÀ CẢM CÚM?

Dựa trên các nghiên cứu về tầm quan trọng của vitamin D, một số nhà nghiên cứu đã chỉ ra tỷ lệ tử vong do Covid-19 và cảm cúm có thể giảm được nhờ vitamin D.[3] Bài này đăng trên tạp chí Nutrients gần đây, tổng hợp các nghiên cứu về vitamin D, tỷ lệ bệnh Covid-19, tỷ lệ bệnh cúm mùa trên thế giới (vùng thiếu nắng và thiếu vitamin D thường có bệnh Covid-19 và cúm mùa nhiều hơn) và gợi ý rằng vitamin D có mối quan hệ trực tiếp đến tỷ lệ tử vong do cúm mùa và Covid-19.

Tuy nhiên, bằng chứng nhân-quả không rõ ràng trong nghiên cứu này, có thể là ngẫu nhiên. Lưu ý nghiên cứu này được tài trợ bởi các công ty bán vitamin D nên tính xác thực chưa chắc được đảm bảo.

NƯỚC MỸ VÀ NƯỚC ANH THIẾU VITAMIN D

Một nghiên cứu khác cho thấy đến 42% dân số Mỹ thấp vitamin D[4] và 20% dân số Anh thiếu vitamin D.[5] Kết hợp với các nghiên cứu khác về vai trò của vitamin D trong hệ miễn dịch, có thể suy đoán tỷ

---

1 https://thorax.bmj.com/content/70/7/617.long
2 https://www.ncbi.nlm.nih.gov/pmc/articles/PMC6186338/
3 https://www.ncbi.nlm.nih.gov/pubmed/32252338
4 https://www.ncbi.nlm.nih.gov/pmc/articles/PMC6075634/
5 https://www.nutrition.org.uk/nutritioninthenews/new-reports/983-newvitamind.html

lệ tử vong cao tại Mỹ trong Covid-19 có một phần liên quan đến hệ miễn dịch yếu do thiếu vitamin D. Tại Anh Quốc, chính phủ đã đề xuất uống bổ sung vitamin D cho tất cả mọi người với liều lượng 10 mcg (400 IU) mỗi ngày[1] để ngăn ngừa rủi ro thiếu vitamin D. Trẻ em cũng có thể uống với liều 400 IU (10 mcg) theo khuyến cáo của chính phủ Anh.

CÓ NÊN UỐNG KẾT HỢP CALCIUM VÀ VITAMIN D?

Hội Loãng xương Hoa Kỳ (National Osteoporosis Foundation) khuyến cáo không nhất thiết uống chung calcium và vitamin D.[2] Calcium có thể lấy đầy đủ từ thức ăn và sữa trong khi vitamin D thường khó hơn, nhất là với người lớn tuổi, ít ra ngoài, ở trong các khu dưỡng lão. Một quy tắc chung về vitamin hay thức ăn bổ trợ là bạn chỉ nên uống thứ nào mình cần.

Bạn nên kiểm tra lượng vitamin D trong cơ thể thường xuyên với bác sĩ. Lượng vitamin D là thấp nếu dưới 30 ng/ml, mức khuyến nghị là khoảng 50-60 ng/ml, và 125 ng/ml trở lên là cao (có nguy cơ ngộ độc). Dựa vào độ thiếu vitamin D, mức độ tắm (phơi) nắng, nghề nghiệp, môi trường sống và làn da của bệnh nhân (da càng đậm thì hấp thu UVB càng thấp), bác sĩ sẽ điều chỉnh phác đồ điều trị thích hợp. Điều kiện thổ nhưỡng mỗi nước khác nhau nên người Việt Nam có thể ít rủi ro thiếu vitamin D hơn do thường xuyên được tiếp xúc với ánh mặt trời.

---

1 https://www.nhs.uk/news/food-and-diet/the-new-guidelines-on-vitamin-d-what-you-need-to-know/

2 https://www.nof.org/patients/treatment/calciumvitamin-d/

CÁCH TĂNG CƯỜNG VITAMIN D CHO CƠ THỂ

Vitamin D3 là một vitamin phức tạp, cơ thể tổng hợp từ nhiều thành phần và cần nhiều nơi để sản xuất. Sản xuất vitamin D3 như sản xuất một chiếc xe hơi Mercedes, cần có một dây chuyền lắp ráp hoàn chỉnh. Chỉ cần một nơi trong dây chuyền này thiếu hay bị trục trặc thì cơ thể chúng ta không sản xuất được vitamin D3.

Bước đầu tiên để cơ thể tổng hợp vitamin D là phơi nắng, nhưng phải phơi nắng cho đúng. Cơ thể chúng ta cần nắng có tia UVB (chứ không phải tia UVA hay UVC) để tổng hợp vitamin D. Vấn đề là tia nắng lúc trưa (có cả UVA và UVB) là tác nhân chính gây ung thư da, dẫn đến hàng ngàn ca tử vong mỗi năm tại Mỹ. UVA cũng là nguyên nhân gây đồi mồi, làm lão hóa da, mất nước, và các tổn thương khác đến da. Tia UVA/UVB gây ung thư da bằng cách làm biến đổi DNA, làm chúng dị biến và dần dần dẫn đến ung thư. Vì vậy, phơi nắng cần có kem chống nắng.

Một cách khác được nhiều người chọn là uống vitamin D3 hỗ trợ, liều dùng 800-1000 IU/ngày. Tuy nhiên, uống vitamin D3 lâu dài hay quá nhiều cũng có thể gây tác dụng phụ như táo bón, cao calcium, hư thận...

Một số cách giúp tăng cường vitamin D cho cơ thể:

- Phơi nắng (có kem chống nắng) và tập thể dục ngoài trời.
- Ăn đồ biển và các loại cá có mỡ (cá hồi, cá tuna, tôm...).
- Ăn/uống thực phẩm có vitamin D như sữa, nấm, lòng đỏ trứng...
- Uống vitamin D bổ sung.

07 Ai cần vitamin B?

VITAMIN B LÀ MỘT NHÓM các vitamin có chức năng quan trọng trong cơ thể chúng ta. Phần lớn chúng ta sẽ có đủ vitamin B thông qua chế độ ăn uống cân bằng hằng ngày.

Tuy nhiên, trong một vài trường hợp, bạn có thể thiếu vitamin B như khi mang thai, chế độ ăn uống không cân đối, do di truyền hoặc lối sống v.v... Tôi sẽ chỉ ra tầm quan trọng của 8 loại vitamin B hay gặp và chỉ ra khi nào bạn cần uống bổ sung vitamin B.

Vitamin B là các loại vitamin hòa tan trong nước. Cơ thể chúng ta thường không tích trữ vitamin B và chúng ta cần thu nạp vitamin B mỗi ngày thông qua chế độ ăn uống. Vitamin B giữ chức năng quan trọng trong việc duy trì sức khỏe cho cơ thể.

Dưới đây là các vitamin B và nguồn thực phẩm cung cấp chính.

- B1: Thiamine, giữ vai trò quan trọng trong quá trình chuyển hóa dinh dưỡng thành năng lượng cho cơ thể. Các thức ăn giàu vitamin B1 là thịt heo, thịt bò, gan, các loại hạt như hạt hoa hướng dương, trứng, đậu phộng.
- B2: Riboflavin: Chức năng tương tự như vitamin B1, chuyển hóa chất dinh dưỡng thành năng lượng cần thiết cho cơ thể. Vitamin B2 còn có chức năng chống oxy hóa. Thức ăn giàu vitamin B2 gồm: gan, ruột heo, nấm và thịt bò.
- B3: Niacin, vitamin B3 giữ vai trò quan trọng trong việc duy trì tín hiệu giữa các tế bào, giúp

chuyển hóa và duy trì sản xuất DNA cũng như sửa chữa các tổn thương đến cấp độ phân tử ở tế bào. Thức ăn giàu vitamin B3 gồm thịt gà, cá tuna và đậu hạt.

- B5: Acid pantothenic, tác dụng tương tự như các vitamin B khác, giúp chuyển hóa năng lượng từ thức ăn, phụ giúp quá trình biến đổi hormone và sản xuất cholesterol. Các thực phẩm giàu vitamin B5 gồm gan heo và gan bò, trứng và cà chua, nấm và trái bơ.
- B6: Pyridoxine có vai trò quan trọng trong quá trình sản xuất acid amino, là các viên gạch nền tảng trong việc tạo ra protein hằng ngày, và vitamin B6 cũng giữ vai trò quan trọng trong sản xuất và duy trì các protein tín hiệu thần kinh. Thức ăn giàu vitamin B6 gồm cá hồi, hạt đậu, khoai tây.
- B7: Biotin, là loại vitamin quan trọng trong quá trình tái tạo tóc, da, và chuyển hóa carbohydrate, chuyển hóa mỡ và tổng hợp gene. Thức ăn giàu vitamin B7 gồm trứng, nấm, cá, phô mai, gan heo và thịt bò. Tôi cũng hay khuyên bệnh nhân bị rụng tóc uống Biotin.
- B9: Folate, là vitamin quan trọng cho tế bào nhân đôi và duy trì sự sản xuất của tế bào máu, tế bào miễn dịch. Vitamin B9 có trong hạt đậu, gan heo, các loại hạt như hạt hướng dương. Bệnh nhân bị viêm thấp khớp (rheumatoid arthritis) uống Methotrexate cần phải uống kèm với vitamin B9 (Folate) để giúp cân bằng sự ức chế tế bào miễn dịch. Phụ nữ có thai cũng nên uống Folate.

- B12: Cobalamin, là loại vitamin nổi tiếng và quan trọng trong gia đình họ vitamin B, giúp tế bào thần kinh hoạt động và bảo trì, giúp tế bào máu phát triển. Vitamin B12 có trong trứng, đồ biển, sữa, thịt heo và thịt bò.

AI NÊN UỐNG VITAMIN B?

Nếu chúng ta ăn uống đầy đủ và cân bằng thì vitamin B sẽ được cung cấp đầy đủ. Trong một số trường hợp, lượng cung cấp vitamin B có thể thiếu, và chúng ta cần uống vitamin B để bổ sung.

- Người lớn tuổi

Khi chúng ta lớn tuổi, khả năng hấp thụ vitamin B12 giảm đi. Sự hấp thu của vitamin B12 một phần phụ thuộc vào độ acid của dạ dày và một chất quan trọng được sản xuất từ dạ dày gọi là intrinsic factor, chất này kết hợp với vitamin B12 sẽ được hấp thụ vào phần cuối của ruột non (ileum). Người lớn tuổi thì khả năng sản xuất Intrinsic factor cũng giảm, và vì vậy, khả năng hấp thụ B12 giảm đi ít nhiều.[1] Bác sĩ có thể kiểm tra mức độ vitamin B12 và có thể cho bạn uống bổ sung.

Thiếu vitamin B12 ở người cao tuổi có thể khiến họ bị trầm cảm, giảm sự linh hoạt và khả năng suy nghĩ, dễ thay đổi tính tình. Người cao tuổi cũng dễ bị thiếu vitamin B9 (folate) và B6, có thể ảnh hưởng đến trí nhớ và khả năng vận động.

- Phụ nữ mang thai

Khi mang thai, dinh dưỡng của người phụ nữ dành cho 2 cơ thể, trong đó bào thai đang phát triển cần

[1] https://www.ncbi.nlm.nih.gov/pmc/articles/PMC490077/

nhiều vitamin B12 và B9 (folate) để phát triển tốt hệ thần kinh. Vì vậy, các bác sĩ thường khuyên sản phụ uống vitamin B bổ sung trong lúc mang thai để phòng ngừa bị thiếu các vitamin này. Các nghiên cứu cho thấy thiếu Folate và B12 có thể dẫn đến các tổn thương lâu dài lên thần kinh và não của em bé sau này.

Phụ nữ cho con bú cũng nên uống bổ sung vitamin B, đặc biệt là các phụ nữ ăn chay trường hay ăn thiếu thịt động vật, thiếu đậu và các loại hạt.

- Bệnh nhân có các bệnh mãn tính đường ruột

Các bệnh như Celiac, viêm ruột mãn tính Crohn, uống rượu nhiều, bệnh tuyến giáp và hay ói mửa buồn nôn đều có thể ảnh hưởng đến khả năng hấp thụ vitamin B. Vì vậy, các bệnh nhân mắc các bệnh về đường tiêu hóa nói chung cần phải bổ sung vitamin như vitamin B.

Bệnh nhân sau khi phẫu thuật giảm cân hoăc phẫu thuật cắt bớt ruột, cũng cần nên hỏi ý kiến bác sĩ về việc có nên uống vitamin B bổ sung vì nhiều khả năng bệnh nhân sẽ giảm khả năng hấp thu vitamin sau khi phẫu thuật.

- Bệnh nhân ăn chay trường hay ít ăn thịt động vật

Do vitamin B có nhiều trong thịt cá, trứng, sữa nên các bệnh nhân ăn chay trường có khả năng bị thiếu các vitamin này. Điểm nguy hiểm là sự thiếu hụt vitamin B này có thể diễn ra từ từ, dẫn đến suy dinh dưỡng, trầm cảm và các bệnh lý thần kinh khác nếu không phát hiện sớm.

Tôi có bài nói chuyện về ăn chay sao cho đúng (video số #78) trên kênh YouTube[1] dành cho các bạn ăn chay để giúp có chế độ dinh dưỡng cân bằng, không thiếu vitamin B và các vitamin quan trọng khác.

Trong trường hợp thiếu hoặc nghi ngờ thiếu vitamin B, các bạn có thể uống vitamin B complex (8 loại) mỗi ngày để bổ sung.

- Bệnh nhân uống các thuốc khác lâu dài cũng có nguy cơ thiếu vitamin B

Các nghiên cứu cho thấy uống thuốc kháng acid lâu dài (PPI) do bệnh trào dịch acid cũng có thể dẫn đến thiếu vitamin B và các khoáng chất khác.[2] Các thuốc khác như Metformin (chữa tiểu đường) cũng có thể khiến chúng ta thiếu vitamin B.[3] Thuốc ngừa thai cũng có thể khiến các bạn thiếu vitamin B.[4]

NÊN UỐNG BAO NHIÊU VITAMIN B?

Các bạn chỉ nên uống bổ sung vitamin B nếu bị thiếu hoặc có nguy cơ bị thiếu vitamin B. Như tôi phân tích trên, chúng ta sẽ không thiếu vitamin B nếu chúng ta ăn uống cân bằng và không thuộc vào các trường hợp rủi ro như trên.

Nếu uống vitamin B, các bạn nên uống đúng liều vì thiếu vitamin B sẽ không tốt và dư quá cũng không nên. Tin mừng là vitamin B là vitamin hòa tan trong nước nên phần lớn sẽ đào thải ra ngoài nếu chúng ta

---

[1] https://www.youtube.com/watch?v=urf9wuo9uVQ
[2] https://www.ncbi.nlm.nih.gov/pmc/articles/PMC4110863/
[3] https://www.ncbi.nlm.nih.gov/pmc/articles/PMC4880159/
[4] https://www.ncbi.nlm.nih.gov/pmc/articles/PMC3410054/

uống liều hơi thừa. Dưới đây là liều vitamin B gợi ý cho nữ và nam.[1]

Một viên vitamin B complex thường có đủ các vitamin này mỗi ngày.

Nữ / nam

- B1 (Thiamine)1,1mg/1,2mg;
- B2 (Riboflavin)1,1mg/1,3mg;
- B3 (Niacin)14mg/16mg;
- B5 (Acid Pantothenic) 5mg/5mg;
- B6 (Pyridoxine) 1,3mg/1,3mg;
- B7 (Biotin) 30mcg/30mcg;
- B9 (Folate) 400mcg/400mcg;
- B12 (Cobalamin)2,4mcg/2,4mcg.

TÁC DỤNG PHỤ CỦA VITAMIN B

Như bất kỳ loại thuốc nào, uống quá nhiều vitamin B cũng sẽ không tốt và có thể có phản ứng phụ như:[2]

- Quá nhiều B3 (Niacin) sẽ dẫn đến ói mửa, tăng đường huyết, da nổi đỏ và tổn thương gan;
- Quá nhiều B6 sẽ dẫn đến tổn thương thần kinh, bị ảnh hưởng đến thị lực và nổi mẩn trên da;
- Quá nhiều B complex có thể dẫn đến da nổi mẩn, khó ngủ, tê tay chân.

---

[1] https://www.ncbi.nlm.nih.gov/books/NBK114310/

[2] https://www.ncbi.nlm.nih.gov/books/NBK554500/

NÊN MUA VITAMIN B Ở ĐÂU?

- Các bạn có thể mua vitamin B complex tại các nơi uy tín như Costco hay các tiệm thuốc. Bác sĩ cũng có thể kê toa vitamin B complex cho bệnh nhân.
- Quan trọng nhất là các bạn nên gặp bác sĩ để hỏi về bệnh sử, khám bệnh, và xem mình có rủi ro thiếu vitamin B hay không. Khi bác sĩ chẩn đoán bạn thiếu vitamin B rồi thì nên bổ sung.
- Không nên tự mua uống các loại vitamin mà nên hỏi ý kiến bác sĩ.

Tôi có nói về vitamin C (video số #143),[1] vitamin D (video số #61[2] và số #186),[3] và các loại thuốc bổ (video số #235)[4] trên kênh YouTube của tôi.

[1] https://www.youtube.com/watch?v=ozh3XkI2s-I
[2] https://www.youtube.com/watch?v=KMZLsIos_iM
[3] https://www.youtube.com/watch?v=vD-gaLdwdIU
[4] https://www.youtube.com/watch?v=KpcrLX703ys

08 Tôi có cần uống thuốc bổ?

THỰC PHẨM CHỨC NĂNG (dietary supplements, vitamins) hay còn gọi là thuốc bổ, là một thị trường lớn với 90.000 loại sản phẩm, có giá trị khoảng 30 tỷ đô la mỗi năm tại Hoa Kỳ. Một nghiên cứu được công bố vào tháng 10 năm 2017 với khoảng 3.500 người có độ tuổi từ 60 trở lên cho thấy trong đó có khoảng 70% sử dụng chất bổ sung hằng ngày (như vitamin tổng hợp, vitamin riêng lẻ hoặc khoáng chất), 54% sử dụng một hoặc hai loại thực phẩm chức năng, và 29% sử dụng từ bốn loại trở lên.[1]

Tôi thường nói chuyện về chủ đề thực phẩm chức năng trên ti vi và các báo đài. Có thể hiểu đơn giản là thực phẩm chức năng không thể và không bao giờ thay thế được chế độ ăn uống cân bằng, khỏe mạnh từ thực phẩm tươi sống. Tuy nhiên, thực phẩm chức năng có thể có vai trò trong một số trường hợp rủi ro cao khi thiếu chất trong chế độ dinh dưỡng như các loại vitamin hay vitamin B12.

Các nghiên cứu cho thấy thực phẩm chức năng rất ít có tác dụng thực sự. Một nghiên cứu tổng hợp (dựa trên 179 nghiên cứu được công bố từ tháng 1 năm 2012 đến tháng 10 năm 2017) về thực phẩm chức năng ở 4 loại được mua nhiều nhất là vitamin D, vitamin C, canxi và multivitamin (vitamin tổng hợp) cho thấy dùng 4 loại này không hề giúp ích gì trong việc ngăn ngừa bệnh tim mạch[2] - căn bệnh gây tử vong hàng đầu tại Mỹ.

---

[1] https://www.health.harvard.edu/staying-healthy/do-you-need-a-daily-supplement

[2] https://www.acc.org/about-acc/press-releases/2018/05/29/10/15/most-vitamin-mineral-supplements-not-shown-to-lower-heart-disease-risk

Tuy nhiên, theo nghiên cứu Physician's Health Study II về dùng vitamin tổng hợp (năm 2012) cho thấy đàn ông giảm được 9% rủi ro ung thư.[1] Nghiên cứu này cũng nhận về nhiều chỉ trích do chỉ thực hiện trên các bác sĩ nam tại Mỹ, đa số là người khỏe mạnh, không có bệnh.

Rủi ro lớn nhất của thực phẩm chức năng là chất lượng không được FDA kiểm soát nên khi chúng ta mua thực phẩm chức năng trên Amazon, thậm chí Costco thì cũng không chắc là các sản phẩm này có tác dụng thật sự. Vì vậy, đa số các sản phẩm thực phẩm chức năng, theo luật của FDA, đều ghi rõ trên nhãn là "không có tác dụng chữa trị bệnh".[2]

Vậy thì tại sao nhiều người vẫn sử dụng thực phẩm chức năng? Các nhà nghiên cứu cho rằng có thể có tác dụng tâm lý (theo bác sĩ Manson, giáo sư Y khoa tại Harvard), và tác dụng tâm lý này có thể làm tinh thần người dùng tốt hơn.

THỰC PHẨM CHỨC NĂNG VẪN CÓ THỂ TỐT CHO MỘT SỐ TRƯỜNG HỢP

Bệnh nhân rủi ro cao thiếu vitamin D nên uống bổ sung vitamin D (nhất là trong mùa dịch Covid-19) vì vitamin này được chứng minh là quan trọng đối với hệ miễn dịch và sức khỏe của xương, tuy nhiên uống quá nhiều (thừa vitamin D) cũng không tốt. Bệnh nhân loãng xương có thể cần vitamin D và canxi. Bệnh nhân mắc bệnh mãn tính đường ruột như Crohn không thể dùng lactose (intolerance) và bệnh nhân ăn chay trường (không có thịt, cá, sữa,

---

1 https://www.acc.org/latest-in-cardiology/clinical-trials/2012/11/05/11/43/phs-ii-cancer

2 This product is not intended to diagnose, treat, cure, or prevent any disease.

trứng) thường dễ thiếu vitamin B12 nên cần bổ sung. Người lớn tuổi cũng có rủi ro thiếu vitamin B12 vì hấp thụ vitamin ít hơn.

MỘT SỐ TÁC DỤNG PHỤ NGUY HIỂM CỦA THỰC PHẨM CHỨC NĂNG

- Liều beta-carotene cao có thể dẫn đến ung thư phổi.
- Liều vitamin E cao có thể dẫn đến đột quỵ.
- Vitamin K có thể tương tác với thuốc loãng máu (blood thinner).
- Vitamin B6 liều cao có thể dẫn đến tổn thương thần kinh.

Uống quá nhiều vitamin D có thể dẫn đến sạn thận.

Trước khi quyết định sử dụng thực phẩm chức năng, bạn nên gặp bác sĩ để có thông tin chính xác về sản phẩm và cách dùng. Nếu bạn thực sự cần bổ sung thực phẩm chức năng, bác sĩ sẽ cho bạn biết điều đó. Đừng tự quyết định hay nghe lời "bác sĩ Facebook", "bác sĩ Google".

LÀM ĐẸP

01 Làm đẹp cơ bản 101

CÓ KHÔNG ÍT NGƯỜI GẶP PHẢI những biến chứng, thậm chí là tử vong khi làm đẹp. Tôi sẽ chỉ ra những điểm cơ bản nhất bạn nên biết khi muốn làm đẹp, tránh gặp phải những rủi ro không đáng có.

DA VÀ CƠ THỂ CHÚNG TA THAY ĐỔI THEO THỜI GIAN, TUỔI TÁC

- Da ngày một mỏng đi, khả năng đàn hồi kém.
- Thời gian tái tạo lớp da mới ngày một lâu hơn, kéo dài 6-8 tuần ở tuổi 40-50 so với 4-5 tuần lúc 20 tuổi và 2 tuần với trẻ em.
- Da bị tổn thương thêm bởi ánh sáng mặt trời. Môi trường làm da khô, sạm đi, hay tăng chất dầu.
- Mỡ di chuyển đến nơi không ai muốn. Ở phụ nữ, mỡ phần ngực và mông chạy đến bụng và đùi. Còn ở đàn ông, mỡ chạy hẳn vào trong bụng mỡ hay đùi.
- Mỡ phần mặt, nhất là phần hai má tăng theo, trong khi cơ vùng má teo lại khiến da chảy xệ xuống, dẫn đến nếp nhăn và dấu hiệu tuổi già.

- Collagen và elastin mất đi khiến da chúng ta kém đàn hồi, bị kéo giãn ra do trọng lực (vì vậy có người nói trọng lực là kẻ thù của sắc đẹp).
- Mạch máu thu hẹp, thành mạch máu cứng hơn khiến việc phục hồi vết thương lâu hơn.
- Xương mềm đi, đặc biệt là ở phụ nữ sau tuổi 50, độ tuổi mãn kinh.

CÁCH LÀM ĐẸP TỐT NHẤT LÀ CHĂM SÓC SỨC KHỎE TỪ LÚC CÒN TRẺ, LÀM CHẬM QUÁ TRÌNH LÃO HÓA CỦA DA VÀ CƠ THỂ

- Ăn uống điều độ, đủ rau và chất xơ, uống đủ nước.
- Đắp mặt nạ dưa leo để tạo ẩm và giữ ẩm cho da (bạn nhớ lựa chọn kỹ, đừng nên đắp bất kỳ thứ gì lên mặt khi chưa tìm hiểu kỹ). Làn da trẻ là làn da khỏe và đủ ẩm.
- Ngủ đủ và ngon giấc là cực kỳ quan trọng, vì quầng mắt dễ xuất hiện chỉ sau vài đêm thức khuya. Những quầng thâm này có thể khiến bạn tiêu tốn rất nhiều tiền và nhiều thời gian cho việc trị liệu mà vẫn có thể không hết.
- Tập thể dục thường xuyên (3 lần/tuần, để cơ thể ra mồ hôi 30 phút) nhằm tăng sức đề kháng và giảm mỡ, tăng cơ. Cũng nên trị liệu tinh thần (yoga, nghe nhạc, vẽ tranh, v.v.) để thư giãn và tăng hormone hạnh phúc, giúp làm đẹp da và cơ thể (tâm sinh tướng).

CÁC CÁCH LÀM ĐẸP HIỆN NAY

Sau khi thử đủ các biện pháp làm đẹp tự nhiên nói trên mà vẫn chưa đẹp hoặc đẹp chưa đủ, bạn có thể tham khảo các phương pháp dưới đây. Tất cả các phương thức làm đẹp đều có điểm yếu và điểm mạnh, đồng thời có rủi ro, từ rất nhỏ như nổi mẩn cho đến tử vong. Quan trọng nhất là các bạn tìm hiểu thật kỹ xem cách làm đẹp nào an toàn nhất, phù hợp nhất trong độ tuổi, hoàn cảnh tài chính và môi trường sống của mình.

Ngoại thẩm mỹ (phẫu thuật thẩm mỹ)

Đây là cách thông dụng nhất, thường là cắt tạo thêm đường (như cắt mí mắt), lấy bớt mỡ thừa (hút mỡ bụng), hay thêm mỡ chỗ muốn thêm (nâng ngực hay nâng mông), thêm sụn vào mũi...

Điểm mạnh của phẫu thuật thẩm mỹ là đem lại tác dụng tức thì. Bệnh nhân sau khi nâng ngực hay nâng mũi có thể thấy sự khác biệt ngay lập tức. Đây cũng là một điểm cần lưu ý vì ngày càng có nhiều bệnh nhân không muốn người khác biết mình đi làm đẹp hay phẫu thuật thẩm mỹ. Thực tế, một bác sĩ thẩm mỹ giỏi sẽ làm cho bệnh nhân có nét đẹp tự nhiên thay vì "nhìn là biết đi thẩm mỹ".

Tuy nhiên, phẫu thuật thẩm mỹ thường tốn kém, cần gây mê toàn thân (nguy hiểm) có nguy cơ tử vong cao (thường do sốc phản vệ). Do vậy, cần theo dõi kỹ lưỡng sau khi phẫu thuật để ngăn ngừa nhiễm trùng và biến chứng. Gần đây, một số túi ngực silicon bề mặt nhám (textured breast implant) có thể gây ung thư lympho khiến FDA đưa ra cảnh báo.

Đặt túi ngực có nhiều dạng như túi nước biển, túi gel, túi kết hợp. Có rất nhiều cách đặt, từ dưới nách, rốn, cho đến núm vú. Vị trí đặt túi ngực cũng khác như trên cơ hay dưới cơ. Túi ngực trên cơ làm ngực nổi bật nhưng không tự nhiên trong khi túi ngực dưới cơ nhìn tự nhiên hơn nhưng ngực không nổi bật khi mặc đồ. Mỗi cách làm có điểm mạnh và điểm yếu khác nhau. Ví dụ như đặt túi ngực qua đường nách thường ít để lại sẹo nhưng kỹ thuật khó và rủi ro cao hơn đặt từ núm vú.

Bạn nên thảo luận kỹ với bác sĩ phẫu thuật về mục tiêu của mình (nhìn ngực tự nhiên hay nổi bật sau khi nâng), thảo luận về tất cả các kỹ thuật và lựa chọn, quan trọng nhất là về biến chứng có thể xảy ra.

Một điểm quan trọng khác trong phẫu thuật thẩm mỹ là bạn nên thảo luận kỹ với bác sĩ gây mê về bệnh sử, các dị ứng, các thuốc đang dùng, và chú ý chăm sóc trước, sau khi phẫu thuật. Bác sĩ gây mê là người cực kỳ quan trọng mà nhiều bệnh nhân thường hay quên việc cần thảo luận kỹ với họ.

Nội thẩm mỹ (ít xâm lấn)

Đây là xu hướng làm đẹp gần đây được ưa chuộng do ít xâm lấn, nguy cơ tác dụng phụ hay biến chứng ít hơn. Làm nội thẩm mỹ giúp cơ thể bệnh nhân thay đổi từ từ khiến người xung quanh ít khi nhận ra ngay.

- Tiêm chích giảm nếp nhăn: Botox, Dysport, Newtox là các dạng thuốc tiêm trực tiếp vào cơ mặt làm thư giãn cơ, giảm nếp nhăn. Tiêm Botox không cẩn thận có thể khiến mặt bệnh nhân "lệch".
- Tiêm trẻ hóa da: PRP/PRF (Platelet-Rich-Plasma/Platelet-Rich-Fibrin) là chất kháng viêm, kích thích làm mới tế bào.
- Tiêm che nếp nhăn Fillers (Restylane), tiêm chất acid Hyaluronic vào mặt, tạo thể tích lấp đầy các khoảng trống do tuổi tác.
- Laser là dạng sóng năng lượng có thể chiếu tập trung vào các vùng da khác nhau (tái tạo da

trong laser bề mặt), giảm nám (tương tác với sắc tố da), trị mụn diệt vi khuẩn P. Acnes. Để nói về laser thì cần có những bài viết chuyên sâu hơn vì có hàng chục hiệu laser khác nhau với hàng trăm ứng dụng.

- IPL (Intense Pulsed Light) là một dạng năng lượng sóng đưa sâu vào da để kích thích collagen, diệt vi khuẩn mụn.
- Lăn kim (microneedling) dùng kim nhỏ tạo các tổn thương nhỏ và nông(1-3mm) ở bề mặt da, kích thích tạo ra các collagen mới và hệ thống mạch máu mới nhằm thay đổi cấu trúc da. Lăn kim thường chỉ định trong các trường hợp mụn sẹo hay cần tái tạo cấu trúc da. Lăn kim kết hợp laser ablative (tái tạo bề mặt da) thường cho kết quả mỹ mãn hơn do cải thiện cả cấu trúc và bề mặt da.
- Căng chỉ PDO thread là một xu hướng mới trong nội thẩm mỹ. Bác sĩ sẽ dùng chỉ tự tiêu PDO (cùng loại chỉ dùng trong phẫu thuật tim), để căng kéo da mặt, chỉnh lại hình dáng da cho bệnh nhân. Căng chỉ PDO nếu không cẩn trọng có thể gây "lệch" và "méo mặt". Căng chỉ PDO và tiêm Fillers là hai phương pháp được ưa chuộng do tác dụng nhanh.
- Đốt nóng mỡ bằng nóng (thermo lipolysis) hay lạnh (cryolipolysis) là các phương pháp không xâm lấn nhằm diệt tế bào mỡ. Các phương pháp này chỉ hiệu quả nếu bệnh nhân kết hợp ăn uống, tập thể dục và có chế độ chăm sóc phù hợp.
- Laser hút mỡ (laser liposuction) là kỹ thuật xâm lấn dùng laser đốt làm tan mỡ khi đưa trực tiếp vào vùng mỡ, sau đó mỡ lỏng được hút ra ngoài.

- Trị giãn tĩnh mạch hay mạng nhện bằng laser là phương pháp triệt tĩnh mạch bằng cách đốt nóng trực tiếp hồng cầu, làm xẹp tĩnh mạch ở hai đầu khiến các tĩnh mạch mạng nhện nhỏ biến mất.
- Can thiệp tĩnh mạch bằng gel hay đốt nóng trực tiếp bên trong tĩnh mạch là phương pháp dùng dây nhỏ (catheter) đưa đầu dò vào trong tĩnh mạch, sau đó đốt nóng làm xẹp tĩnh mạch trong điều trị mạng nhện chân.

CHỌN BÁC SĨ VÀ TRUNG TÂM THẨM MỸ THẾ NÀO CHO AN TOÀN?

Bạn nên trao đổi thẳng thắn với bác sĩ về quá trình đào tạo, chứng nhận, kinh nghiệm phẫu thuật hay làm thủ thuật, trang thiết bị, theo dõi hậu phẫu (nhiễm trùng hay biến chứng). Thông thường, tôi hay khuyên bệnh nhân nếu làm phẫu thuật thẩm mỹ (hay các thủ thuật can thiệp sâu cần gây mê toàn thân) hay làm thủ thuật có nguy hiểm cao thì nên chọn địa điểm gần nhà để phòng trường hợp có biến chứng sẽ dễ can thiệp và chăm sóc hơn.

Tại Hoa Kỳ, bạn có thể xem online thông tin về bác sĩ của mình qua các website của hãng bảo hiểm, các hội đồng chuyên khoa hay hội đồng y khoa cấp bằng hành nghề để kiểm tra bác sĩ có đủ văn bằng và khả năng chuyên khoa hay không. Tại Việt Nam, bạn có thể tham khảo các trang thông tin của Sở Y tế.

02 Tiêm xóa nếp nhăn Botox là gì?

KHI BƯỚC QUA TUỔI 21, cơ thể chúng ta có thêm nhiều nếp nhăn trên trán, phía đuôi mắt, cằm do chúng ta nhăn trán suy nghĩ, cười, khóc, v.v... khiến các cơ dưới da hoạt động quá mức. Tiêm Botox, Dysport, Jeuveau là những cách để xóa các nếp nhăn này.

Botox, Dysport và Jeuveau là tên thương hiệu của một loại acid Amino Botulinum Toxin A chiết xuất từ trực khuẩn Clostridium. Chất Botulinum Toxin A trong Botox khóa các tín hiệu thần kinh làm co cơ, khiến các cơ này thả lỏng, giãn ra, và vì vậy, xóa nhòa các nếp nhăn trên mặt.

Do khóa các tín hiệu thần kinh, Botulinum Toxin A còn được gọi là Neuromodulator, chất hiệu chỉnh tín hiệu thần kinh. Chất Botulinum Toxin A sau khi tiêm vào sẽ hạn chế vận động những cơ vùng mặt hay gây ra nếp nhăn. Botulinum Toxin A đã được Cục Dược phẩm Hoa Kỳ chấp thuận trong điều trị nhăn da mặt từ 17 năm qua.

Thông thường Botox được tiêm vào vùng trán, giữa trán, đuôi mắt để xóa nếp nhăn. Thỉnh thoảng Botox cũng được tiêm vùng quanh miệng để giảm nếp nhăn.

TIÊM BOTOX NHƯ THẾ NÀO? CÓ ĐAU KHÔNG?

Bác sĩ hay chuyên viên y tế sẽ tiêm chất Botox thẳng vào các vùng da nhăn. Do bác sĩ dùng kim tiêm rất nhỏ (30G) nên bệnh nhân sẽ cảm giác ít đau, như kiến cắn. Sau khoảng 15 phút, các vết tiêm sưng sẽ biến mất. Bác sĩ có thể dùng kem thoa giảm đau để giảm thiểu. Khi tiêm rồi, bệnh nhân sẽ mất từ 7-14 ngày để thấy hiệu quả.

Botox sẽ không có tác dụng ngay lập tức, thường mất thời gian khoảng 2-3 tuần. Điểm quan trọng là tiêm xong, bạn không nên nằm ngay để tránh thuốc lan ra vùng xung quanh mắt gây tác dụng phụ (sụp mí mắt). Bạn cũng không nên xoa hay massage lên chỗ vừa tiêm trong vòng 1 ngày sau đó để tránh thuốc lan đi chỗ khác.

TÁC DỤNG PHỤ CỦA BOTOX (NẾU CÓ) LÀ GÌ?

Trái với nhiều người nghĩ, tiêm Botox rất an toàn (đã được FDA chấp thuận hơn 17 năm qua), và có rất ít tác dụng phụ. Sau khi tiêm, đôi khi bạn sẽ có những biểu hiện:

- Thâm vùng tiêm (sẽ biến mất trong vài ngày);
- Chảy máu;
- Mi mắt bị sụp do ảnh hưởng thuốc vùng xung quanh, từ từ sẽ hết trong 3-4 tuần.

Bạn nên liên lạc với bác sĩ ngay nếu có bất kỳ tác dụng phụ nào hay có câu hỏi nào sau khi tiêm.

BẠN CÓ NÊN NGƯNG THUỐC NẾU TIÊM BOTOX?

Nếu bạn uống Aspirin hay thuốc giảm đau NSAID thường xuyên, bạn nên ngưng thuốc khoảng 10 ngày trước khi tiêm để giảm thiểu rủi ro bị sưng thâm. Các thuốc khác như tiểu đường hay cao huyết áp bạn có thể tiếp tục uống. Nhìn chung, trước khi tiến hành thẩm mỹ, bạn nên chữa tận gốc các bệnh mãn tính (như tiểu đường, cao huyết áp, cao mỡ) để có tác dụng tốt nhất khi tiêm Botox.

TIÊM GIẢM NHĂN BOTOX KÉO DÀI TRONG BAO LÂU?

Kết quả giảm nhăn sẽ kéo dài từ 3 đến 6 tháng. Sau đó, các cơ vùng mặt sẽ từ từ co lại, tái tạo nếp nhăn như cũ. Bệnh nhân cần đến bác sĩ để được tiêm tiếp.

AI KHÔNG NÊN TIÊM BOTOX?

Phụ nữ có thai hoặc đang cho con bú. Bệnh nhân có những bệnh về cơ thần kinh cũng không nên tiêm. Botox sẽ không có tác dụng với tất cả các dạng nếp nhăn.

Bạn nên thảo luận với bác sĩ trước khi tiêm để biết chắc Botox sẽ an toàn khi tiêm vào cơ thể mình.

03 Thuốc nhuộm tóc có gây ung thư?

NHIỀU NĂM NAY, CÂU HỎI "thuốc nhuộm tóc có gây ung thư?" thường xuyên được đặt ra nhưng chưa có câu trả lời rõ ràng.

Thống kê cho thấy, tại Mỹ, khoảng 50% phụ nữ dùng thuốc nhuộm tóc thường xuyên. Tỷ lệ nam giới nhuộm tóc thường xuyên thấp hơn so với nữ giới mặc dù không có con số cụ thể. Phụ nữ da màu gốc Phi thường dùng thuốc nhuộm tóc kèm thuốc duỗi thẳng tóc, với tỷ lệ còn cao hơn, đến 75%. Thuốc nhuộm tóc là thị trường 20 tỷ đô tại Hoa Kỳ (năm 2019).

Hiệp hội Ung thư Hoa Kỳ (American Cancer Society - ACS) có bài khuyến cáo về thuốc nhuộm tóc và ung thư. ACS kết luận là chưa có bằng chứng rõ ràng trong việc thuốc nhuộm tóc có thể gây ung thư, cụ thể là ung thư bàng quang và ung thư máu.[1] Một điểm quan trọng là nhiều nghiên cứu này dựa trên các thuốc nhuộm tóc những năm 1970, dùng chất aromatic amines. Đây là chất có thể gây ung thư trong các thí nghiệm ở phòng thí nghiệm. Sau này nhiều nhà sản xuất thuốc nhuộm đã thay đổi thành các chất khác nhưng 2 thành phần chính của thuốc nhuộm cho đến ngày nay vẫn là ammonia và peroxide.

Ung thư là một bệnh phức tạp, có nhiều nguyên nhân khác nhau, và rủi ro mắc phải bệnh ung thư tùy thuộc vào nhiều yếu tố như sức khỏe nền tảng, giới tính, tuổi tác, lối sống và môi trường. Vì vậy, tìm ra một yếu tố gây ung thư là một thách thức.

[1] https://www.cancer.org/cancer/cancer-causes/hair-dyes.html

Trường hợp thuốc nhuộm tóc càng khó hơn vì có rất nhiều loại thuốc nhuộm trên thị trường, sản xuất bởi hàng nghìn nhãn hiệu trên nhiều quốc gia khác nhau. Mặc dù thành phần chính của thuốc nhuộm nhìn chung là giống nhau, nhưng các thành phần phụ, cách sử dụng, và người sử dụng thường khác nhau ở nhiều nơi trên thế giới nên câu hỏi thuốc nhuộm tóc có gây ung thư hay không càng khó trả lời.

Tuy nhiên, một nghiên cứu quan sát (Observational Study) gần đây, đăng trên tạp chí International Journal of Cancer ngày 3 tháng 12 năm 2019, có thể cho chúng ta thêm thông tin liên quan đến câu hỏi về sự liên hệ giữa thuốc nhuộm tóc và ung thư.

Đây là một "nghiên cứu chị em" (SISTER STUDY) với 50.884 bệnh nhân, được theo dõi từ năm 2003 đến 2009.[1] Trong nghiên cứu này, các bệnh nhân đều có chị hay em mắc ung thư vú và nghiên cứu tìm hiểu xem người chưa mắc ung thư vú có hay không khả năng mắc bệnh, và nếu có thì các rủi ro có thể là gì. Vì hai (hay nhiều) chị em có thể có nhiều điểm tương đồng về môi trường sống, gene và lối sống nên nghiên cứu này có thể tìm ra các rủi ro trong việc phát triển ung thư vú.

THUỐC NHUỘM TÓC LÀ GÌ?

Thuốc nhuộm tóc là hóa chất để làm thay đổi màu tóc. Chia theo thời gian làm biến đổi màu tóc, thuốc nhuộm tóc chia ra làm 3 loại chính:

- Thuốc nhuộm tạm thời ngắn hạn: Các hóa chất màu bám vào bề mặt tóc nhưng không đi vào

---

1 https://sisterstudy.niehs.nih.gov/English/about.htm

thân tóc, thường loại nhuộm này chỉ giữ màu tóc trong 1-2 lần gội đầu.

- Thuốc nhuộm tạm thời dài hạn: Các hóa chất thấm vào thân tóc, giữ màu tóc trong 5 đến 10 lần gội.
- Thuốc nhuộm màu lâu dài: Đây là loại thuốc oxy hóa (oxydative hair dyes) làm biến đổi màu ngay cả tóc được mọc mới.

Loại thuốc nhuộm lâu dài là thông dụng nhất, gồm các chất không màu như aromatic amines và phenols. Thuốc nhuộm màu càng đen thì càng dùng nhiều hóa chất. Thuốc nhuộm tóc có trên 5.000 thành phần hóa học, trong đó có nhiều chất có thể nguy hiểm đến sức khỏe do ảnh hưởng trực tiếp đến hệ hormone và các cơ quan khác.

Có hai thành phần chính trong thuốc nhuộm tóc là Amonia (hay MEA) để trung hòa (do tóc là acid), mở thân tóc ra và Peroxide là phần còn lại để làm đổi màu lâu dài. Các thành phần còn lại thường có trong thuốc nhuộm bao gồm PPD (Paraphenylene Diamine, để làm màu bám chặt vào thân tóc), Resorcinol, Persulfates, Paraben, Propylene Glycol và kim loại như Nickle. Các chất như Resorcinol và Paraben được xem là ảnh hưởng đến sản xuất hormone trong khi PPD và Persulfates có thể gây dị ứng da đầu.[1]

Nghiên cứu SISTER STUDY cho thấy tăng rủi ro ung thư vú với bệnh nhân nhưng chưa tìm ra mối liên hệ gây ra (Causal Relation) giữa ung thư vú và thuốc nhuộm tóc / thuốc duỗi tóc.[2]

---

1 https://www.nih.gov/news-events/news-releases/permanent-hair-dye-straighteners-may-increase-breast-cancer-risk

2 https://www.breastcancer.org/research-news/hair-dye-and-straighteners-linked-to-higher-risk

Cụ thể là trong 8,3 năm theo dõi, có 2.794 ca ung thư vú được phát hiện với các bệnh nhân (mà có ít nhất 1 chị/em đã mắc bệnh ung thư vú).

- Nhìn chung, phụ nữ dùng thuốc nhuộm thường xuyên 1 năm trước khi tham dự nghiên cứu có 9% thêm rủi ro mắc ung thư vú hơn là phụ nữ không nhuộm tóc.
- Phụ nữ da màu gốc Phi dùng thuốc nhuộm mỗi 5 đến 8 tuần trong 1 năm trước khi tham gia nghiên cứu tăng 60% khả năng mắc ung thư vú hơn phụ nữ không dùng thuốc nhuộm.

Trong khi đó, phụ nữ da trắng dùng thuốc nhuộm mỗi 5 đến 8 tuần trong 1 năm trước khi tham gia nghiên cứu chỉ tăng 8% khả năng mắc ung thư vú so với phụ nữ không dùng thuốc nhuộm.

- Có chút tăng rủi ro ung thư vú trong các trường hợp thuốc nhuộm tạm thời.
- Phụ nữ dùng thuốc duỗi tóc mỗi 5 đến 8 tuần trong 1 năm trước khi tham gia nghiên cứu tăng 30% khả năng mắc ung thư vú so với phụ nữ không dùng thuốc duỗi tóc.
- Sự liên hệ giữa thuốc duỗi tóc và tăng rủi ro mắc ung thư vú là giống nhau giữa phụ nữ Mỹ da màu và da trắng.

Tuy nhiên, nghiên cứu này cũng có nhiều điểm yếu. Thứ nhất, đây là nghiên cứu quan sát (observational study) nên không thể trả lời câu hỏi có gây ra hay không (Causal Question). Nghiên cứu trên bệnh nhân đã có ít nhất một người chị hoặc em mắc ung thư vú nên rủi ro phát triển ung thư vú sẽ cao hơn và nghiên cứu này sẽ khó đại diện cho tất cả mọi giới tính.

Nghiên cứu SISTER STUDY không chỉ ra loại hóa chất nào trong các thuốc nhuộm mà các bệnh nhân đã dùng (vì bệnh nhân không thể nhớ hay không biết các chất hóa học phức tạp đó). Kết quả nghiên cứu thống kê cũng cho kết quả yếu.

Vì vậy, nhiều nhà nghiên cứu khuyến cáo cẩn thận với kết quả của nghiên cứu này và chúng ta cần thêm nhiều nghiên cứu khác để tìm hiểu xem thuốc nhuộm tóc có thật sự gây ung thư.

CÓ NÊN NGƯNG SỬ DỤNG THUỐC NHUỘM TÓC?

Các báo đài lớn tại Mỹ (CNN, Fox, NPR) đã công bố nghiên cứu này, tạo ra nhiều tranh luận sau đó. Câu hỏi là có nên ngưng sử dụng thuốc nhuộm tóc hay không?

Đây là câu hỏi khó, mặc dù có thêm kết quả từ nghiên cứu SISTER STUDY.

Trang Dr Weil khuyên không nên dùng.

Riêng tôi thì câu trả lời có nên sử dụng thuốc nhuộm hay không sẽ tùy từng trường hợp. Ví dụ, bạn đã dùng thuốc nhuộm tóc lâu, thường xuyên, không có dị ứng, dùng vừa phải, và không có tác dụng phụ nào khác, đặc biệt nếu cơ thể bạn khỏe mạnh thì vẫn có thể tiếp tục dùng.

Bạn nên hạn chế hoặc ngưng các yếu tố đã chứng minh gây ung thư như hút thuốc lá hay uống rượu bia, tập thể dục, ăn uống cân bằng, thay vì ngưng thuốc nhuộm tóc. Như tôi đã nói ở trên, ung thư là một bệnh lý phức tạp và vẫn chưa đủ bằng chứng khẳng định thuốc nhuộm tóc gây ung thư.

Trang của Hội Ung thư Hoa Kỳ (ACS) cập nhật ngày 5 tháng 12 năm 2019, sau ngày công bố nghiên cứu SISTER STUDY, vẫn chưa thay đổi các khuyến cáo về thuốc nhuộm tóc, nghĩa là vẫn chưa có bằng chứng thuốc nhuộm tóc gây ung thư. Các tổ chức khác như IARC (International Agency for Research on Cancer) không cho rằng thuốc nhuộm tóc gây ung thư.[1]

THUỐC NHUỘM TÓC TẠI MỸ KIỂM SOÁT THẾ NÀO?

Thuốc nhuộm tóc là mặt hàng mỹ phẩm, chịu sự kiểm duyệt của FDA[2] nhưng FDA không thể kiểm tra và chấp thuận các thành phần thuốc nhuộm tóc trước khi sản xuất. Vì vậy, sự an toàn của thuốc nhuộm tóc thường do nhà sản xuất chịu trách nhiệm. Bạn nên mua nhãn hiệu thuốc nhuộm được tin dùng và không gây ra tác dụng phụ.

---

1 https://monographs.iarc.fr/wp-content/uploads/2018/06/mono99.pdf
2 https://www.fda.gov/cosmetics/cosmetic-products/hair-products

Phần 03

KIẾN THỨC VỀ CÁC LOẠI BỆNH VÀ LỜI KHUYÊN CỦA BÁC SĨ WYNN

01 Cúm 2019 - Chữa cách nào cho hiệu quả

CÚM LÀ GÌ?

CÚM THƯỜNG DO loại influenza virus, họ RNA viruses thuộc gia đình Orthomyxoviridae. Có 4 loại cúm thông thường đặt tên A (kèm theo kết hợp kháng nguyên haemagglutinin (H) và neuraminidase (N) trên bề mặt vỏ virus ví dụ như A/H1 hay A/H3), B (có haemagglutinin glycoprotein), và C, D. Trong đó cúm dòng A và B là nguy hiểm đến tính mạng con người.

Trong các dòng cúm trên, dòng cúm A là dòng nguy hiểm nhất, kế đó là dòng cúm B. Tại Mỹ, bệnh nhân mắc cúm trong năm 2019 phần lớn là cúm B (chiếm 69,3%) so với cúm A (chiếm 30,7%).

Tháng 12/2019, Trung tâm Kiểm soát và Phòng ngừa Dịch bệnh Hoa Kỳ (CDC) ước tính tại Mỹ đã có 2.100 người chết vì cúm và biến chứng của cúm.[1] Tổ chức Y tế Thế giới ước lượng 1 tỷ người (cứ 1 trong 8 người trên toàn cầu) mắc bệnh cúm và 500.000 người chết mỗi năm do cúm.[2] Điều này cho thấy chữa trị và phòng ngừa bệnh cúm vẫn là một chủ đề bác sĩ và nhân viên y tế cần phải tập trung hơn.

Tại Việt Nam, bệnh cúm vẫn xảy ra, nhưng nguy hiểm hơn là tình trạng lạm dụng thuốc chữa virus cúm Tamiflu như một thần dược, khiến chữa bệnh cúm thêm tốn kém, thêm stress và không hiệu quả.

---

1 https://www.cdc.gov/flu/weekly/index.htm#ILIActivityMap

2 https://www.ncbi.nlm.nih.gov/pmc/articles/PMC5141587/#ref18

TRIỆU CHỨNG CỦA BỆNH CÚM

Khi virus cúm vào cơ thể, các phản ứng của hệ miễn dịch gây ra các triệu chứng xuất hiện bất thình lình như khó chịu, sốt, đau mỏi cơ thể, nhức đầu, ho khan, đau cổ, nghẹt mũi. Đồng thời, có thể kèm theo các triệu chứng khác như ói mửa, buồn nôn, tiêu chảy.

Thời gian ủ bệnh cúm, từ lúc nhiễm virus đến lúc bệnh nhân có triệu chứng kéo dài từ 1 đến 4 ngày. Thời gian lây nhiễm từ trước lúc bệnh nhân có triệu chứng 1 ngày, tới sau đó triệu chứng kéo dài thêm 5-7 ngày.[1] Nói cách khác, bệnh nhân có thể lây cúm cho người khác ngay cả khi bệnh nhân chưa có triệu chứng bệnh cúm.

VÌ SAO CÚM NGUY HIỂM?

Vì cúm có thể gây ra các biến chứng chết người nếu bệnh nhân có cơ thể không khỏe và không được điều trị đúng lúc. Các biến chứng nguy hiểm của cúm gồm: thần kinh (viêm màng não), tim mạch (viêm cơ tim, màng tim), phổi (viêm phổi, viêm phế quản), tăng rủi ro khi mang thai (biến chứng thai phụ, tử vong thai nhi), hoặc lên cơ xương khớp (viêm cơ).[2]

PHÂN BIỆT CÚM VỚI CÁC BỆNH KHÁC

Có nhiều bệnh có thể có triệu chứng giống cúm, ví dụ như cảm thông thường (common cold). Các triệu chứng của bệnh cảm thường nhẹ hơn cúm như chảy mũi, ho, đau cổ và thường không có (hoặc ít) sốt, đau nhức người, mỏi mệt, hay nhức đầu.

---

1 https://www.ncbi.nlm.nih.gov/pubmed/19393959

2 https://www.ncbi.nlm.nih.gov/pmc/articles/PMC5141587/

Điểm quan trọng là cảm thông thường (common cold) thường do nhiều loại virus khác (rhinoviruses là loại thường gây ra cảm thường nhất). Vì vậy, không có chuyện cảm thông thường sẽ chuyển thành cảm cúm. Tuy nhiên, cả cảm thông thường và cúm đều dễ lây lan nên vẫn có khả năng xảy ra cả hai.

TAMIFLU (VÀ CÁC THUỐC KHÁNG VIRUS KHÁC NHƯ RELENZA, RAPIVAB) KHÔNG PHẢI LÀ THẦN DƯỢC TRỊ CÚM

Các dòng thuốc này là kháng virus nhưng không có khả năng diệt virus. Các dòng thuốc này chỉ có khả năng giảm sự phát tán của virus trong cơ thể, giảm triệu chứng, giúp cho cơ thể sớm phục hồi. Cả 3 loại thuốc trên đều làm giảm sự phát triển của virus thông qua ức chế men neurominidase của virus cúm. Đây là men quan trọng giúp các virus tách rời ra sau khi nhân đôi khi vào cơ thể.

Đây là lý do các thuốc trị virus chỉ có hiệu quả trong 48-72 giờ đầu (2-3 ngày) khi bắt đầu có triệu chứng vì đây là thời điểm virus bắt đầu sinh sôi nảy nở. Hạn chế phát tán của virus ngay từ đầu sẽ giảm thiểu triệu chứng và biến chứng bệnh cúm. Sau 2 hay 3 ngày thì uống các thuốc này không còn hiệu quả nữa.

Các nghiên cứu gần đây đặt câu hỏi về tính hiệu quả trị cúm của các dòng thuốc này. Đa số cho thấy khi bệnh nhân dùng thuốc trị cúm này trong vòng 2-3 ngày đầu, triệu chứng cúm rút ngắn được gần 1 ngày (17 giờ) so với không uống thuốc.[1]

---

[1] https://www.ncbi.nlm.nih.gov/pubmed/25640810

Nói cách khác, uống thuốc đúng lúc và đúng bệnh thì hết bệnh nhanh hơn 1 ngày, không uống thì kéo dài thêm 1 ngày.

THUỐC TRỤ SINH (ANTIBIOTIC) KHÔNG TRỊ CÚM

Bệnh nhân cúm có thể tự khỏi hoàn toàn mà không cần uống thuốc trụ sinh vì thuốc trụ sinh chỉ có tác dụng với vi khuẩn (bacteria), không có tác dụng với virus cúm. Trong một số trường hợp bệnh nhân có rủi ro cao (như hút thuốc kinh niên, ung thư, tiểu đường), hệ miễn dịch yếu và bệnh nhân có các triệu chứng của viêm phổi hay viêm phế quản, bác sĩ có thể cho kèm trụ sinh cùng với thuốc trị cúm.

AI THẬT SỰ CẦN TAMIFLU VÀ CÁC LOẠI KHÁNG VIRUS CÚM?

Các bệnh nhân cần uống Tamiflu như trẻ nhỏ 6 tháng, người già trên 65 tuổi, người mắc các bệnh mãn tính (như tiểu đường, ung thư, bệnh tự miễn) làm yếu hệ miễn dịch nếu có triệu chứng cúm trong 48-72 giờ. Khi các bệnh nhân trên uống thuốc trong thời điểm này, khả năng phát tán của virus cúm sẽ hạn chế, vì vậy bệnh sẽ mau hết và biến chứng sẽ ít xảy ra.

TÁC DỤNG PHỤ CỦA TAMIFLU VÀ CÁC THUỐC KHÁNG VIRUS KHÁC

- Nôn mửa (thường gặp nhất);
- Tiêu chảy;
- Nhức đầu;
- Làm tăng tổn thương thận ở những người có bệnh thận;
- Tốn tiền và thêm bệnh lo.

CÁCH CHỮA TỐT NHẤT CHO BỆNH CÚM 2019

- Tiêm ngừa cúm là cách tốt nhất để chữa cúm (ngăn ngừa xảy ra);
- Ở nhà, tránh ra nơi công cộng (để giảm bớt lây bệnh);
- Uống nhiều nước, ăn trái cây, ăn đầy đủ dinh dưỡng;
- Nghỉ ngơi và ngủ đầy đủ;
- Nếu bạn là người có sức khỏe tốt (không thuộc nhóm rủi ro mắc biến chứng cao nêu trên) thì uống trị sốt như Tylenol, Ibuprofen, Paracetamol, (APAP, NSAID, Antihistamine, Anti-congestant).
- Nếu bạn thuộc nhóm bệnh nhân có nguy cơ mắc bệnh cúm cao, bạn nên uống Tamiflu trong vòng 48 giờ khi có triệu chứng. Bạn nên đi gặp bác sĩ, hoặc nhập viện nếu có các triệu chứng nặng.

02 Nguyên nhân và cách xử lý khi bị chóng mặt

CHÓNG MẶT LÀ CẢM GIÁC thiên về mắt và tai trong, có thể đến từ nhiều lý do từ não, mạch máu, hay các bệnh khác. Có những lý do nguy hiểm khiến bệnh nhân chóng mặt cần phải gặp bác sĩ ngay lập tức và có những lý do khiến bệnh nhân bị chóng mặt thường xuyên. Chóng mặt xảy ra ở người lớn tuổi nhiều hơn người trẻ.[1] Chóng mặt cũng là một trong những lý do dẫn đến té ngã hay chấn thương.[2]

Các triệu chứng nguy hiểm kèm theo chóng mặt nếu gặp phải bạn cần cần gọi ngay cho bác sĩ là:

- Đau tức ngực;
- Nhức đầu dữ dội;
- Té ngã, tai nạn, hay chấn thương vùng đầu;
- Sốt;
- Tim đập nhanh, loạn nhịp;
- Co giật động kinh;
- Khó thở;
- Cứng cổ;
- Mất giọng nói thình thình, mất vị giác, giảm thị lực;
- Buồn nôn, ói mửa;
- Yếu hoặc liệt một bên mặt, yếu tay hoặc chân.

---

[1] https://www.ncbi.nlm.nih.gov/pmc/articles/PMC4306472/
[2] https://www.ncbi.nlm.nih.gov/pubmed/8633602/

CÁC NGUYÊN NHÂN THƯỜNG GẶP GÂY CHÓNG MẶT

Do có vấn đề về tai trong (Inner ear)

Bên trong lỗ tai chúng ta là một cấu trúc phức tạp. Thường chóng mặt loại này là do một hay nhiều bộ phận không hoạt động nhịp nhàng hoặc một trong những bộ phận này bị tổn thương (nhiễm trùng hay viêm). Tai trong là phần sâu nhất, gồm các ống chứa chất dịch nối liền với nhau gọi là mê đạo (labyrinth), con ốc (cochlea), tiền đình (vestibule).

Xoay vòng, mất cân bằng hay say sóng (vertigo/imbalance) là một trong những lý do thường gặp nhất gây ra chóng mặt. Xoay vòng và mất cân bằng thường khiến bệnh nhân có cảm giác về chuyển động mặc dù vẫn ngồi yên. Lý do là các hạt li ti otoconia, bio-crystal đổi vị trí không đúng trong phần kết nối mê đạo và tiền đình.[1]

Ở người bình thường, khi thay đổi vị trí, các hạt này xoay vòng, truyền tín hiệu đến não để nhận biết vị trí trong không gian. Với bệnh chóng mặt do thay đổi vị trí (BPPV), ít hạt otoconia xoay vòng khiến tín hiệu gửi đến não chậm hơn. Bệnh nhân thường có cảm giác mọi vật xung quanh xoay vòng vòng hoặc cảm giác mình đang lắc lư, muốn té như say sóng.

BPPV thường xảy ra nhiều hơn ở người lớn tuổi, bệnh nhân thường cảm thấy chóng mặt, đi không vững lúc thay đổi tư thế hay xoay đầu. Các triệu chứng thường thoáng qua nhanh, không nguy hiểm, và bớt chóng mặt khi bệnh nhân đã ổn định. Trong vài trường hợp, BPPV có thể xảy ra sau khi chấn thương

---

[1] https://www.ncbi.nlm.nih.gov/books/NBK458287/

đầu và cũng có thể xảy ra sau khi viêm thần kinh tiền đình. BPPV thường xảy ra ở phụ nữ hơn đàn ông.

Một lý do khác dẫn đến chóng mặt là bệnh Ménièredo tích tụ chất lỏng trong các ống tai giữa. Bệnh nhân sẽ có cảm giác hai bên lỗ tai bị đầy, mất thính giác và nghe tiếng "o o..." liên tục. Lý do khác ít gặp hơn là khối u dây thần kinh thính giác (acoustic neuroma).

Nhiễm trùng lỗ tai và nhiễm trùng tai giữa (otitis media) cũng có thể dẫn đến chóng mặt. Lý do khác như viêm tiền đình (hay rối loạn tiền đình) cũng khiến các tín hiệu bị lệch, dẫn đến chóng mặt.

Giảm máu chạy lên não hay quá nhiều máu chạy lên não

Tụt huyết áp do mất nước là một lý do hay gặp khi bệnh nhân kiệt sức, khát, ít uống nước... khiến thiếu máu lên não tức thời, dẫn đến chóng mặt. Não là bộ phận cực kỳ nhạy cảm với oxygen do máu mang đến nên bạn cần uống nước và giữ nước đầy đủ.

Tụt huyết áp khi đổi tư thế (orthostatic hypotension) từ ngồi sang đứng hay từ nằm lên ngồi, khiến máu chảy dồn về phía chân. Ở người bình thường, có những bộ phận cảm biến khiến cho các mạch máu dưới chân bóp lại, hạn chế máu tụ về bên dưới và gửi tín hiệu đến tim đập nhanh hơn. Trong trường hợp tụt áp do đổi tư thế, các cảm biến và các phản ứng khác xảy ra không kịp khiến máu không cung cấp đầy đủ lên não, dẫn đến chóng mặt. Đôi khi tụt áp cũng do môi trường quá nóng dẫn đến mất nước.[1]

---

[1] https://www.mayoclinic.org/diseases-conditions/orthostatic-hypotension/symptoms-causes/syc-20352548

Bệnh cao huyết áp thường không có triệu chứng. Tuy nhiên, khi huyết áp lên rất cao, thường là con số nguy hiểm như 200/110, bệnh nhân có thể sẽ có cảm giác chóng mặt, cần phải gặp bác sĩ ngay lập tức để tránh các rủi ro khác như đột quỵ, tim lạc nhịp và các bệnh tim mạch.

Đột quỵ (nặng và nhẹ) cũng là một lý do dẫn đến chóng mặt. Khi một phần mạch máu trong não bị nghẽn hay vỡ sẽ làm vùng não thiếu máu cục bộ, dẫn đến chóng mặt. Thường chóng mặt dạng này hay kèm theo các triệu chứng khác như liệt một bên cơ thể hay vùng mặt, tê yếu tay chân.

Thiếu máu thường xuyên cũng dẫn đến chóng mặt, đặc biệt khi bệnh nhân đột ngột thay đổi tư thế. Lúc đó, cơ thể cần nhiều oxygen và máu hơn bình thường, thiếu máu sẽ dẫn đến thiếu oxygen lên não và gây ra chóng mặt. Ở người bình thường, hồng cầu thường ở mức trên 12 deciliter với nữ và trên 13.5 deciliter với nam. Khi bệnh nhân thiếu máu, các chỉ số này giảm. Nhiều bệnh nhân sống quen với thấp hồng cầu (có trường hợp cực kỳ thấp chỉ 3-4 deciliter). Thông thường, bệnh nhân thiếu máu ở mức 7-8 deciliter là đã cần truyền máu.[1]

Thiếu máu có nhiều lý do, một trong những lý do thông thường là thiếu chất sắt. Bác sĩ sẽ kiểm tra hồng cầu, thể tích trung bình hồng cầu (MCV), kiểm tra các chỉ số khác của sắt để xem bạn có bị thiếu sắt hay không. Uống thuốc sắt chữa thiếu máu dễ có những tác dụng phụ như táo bón hay xót bao tử. Vì vậy, bạn nên ăn thêm rau có chất sắt như rau muống, hay thịt đỏ như thịt bò để tăng sắt tự nhiên.

---

[1] https://www.hematology.org/education/patients/anemia/iron-deficiency

Tác dụng phụ của thuốc

Là một trong những lý do hay dẫn đến chóng mặt. Dưới đây là các loại thuốc thường gây ra chóng mặt: thuốc trầm cảm (anti-depression), thuốc chống động kinh (anti-seizure), thuốc cao huyết áp, thuốc chống lo âu và lo sợ (sedatives và tranquilizers).

Nếu chóng mặt do tác dụng phụ của thuốc, bạn sẽ có cảm giác chóng mặt một vài giờ ngay sau khi dùng thuốc. Tuy nhiên, có trường hợp chóng mặt do tác dụng phụ của thuốc xảy ra sau khi uống vài ngày, thậm chí đến vài tuần. Bạn nên ngưng thuốc ngay lập tức và gọi cho bác sĩ hay dược sĩ để được hướng dẫn.

Các lý do khác như chấn thương tâm lý, tai nạn, hay trầm cảm

Các chấn thương tâm lý nặng có thể dẫn đến chóng mặt, đồng thời các chấn thương này có thể dẫn đến những vấn đề khác như biếng ăn, khát nước. Bác sĩ sẽ tìm hiểu kỹ về chấn thương tâm lý, buồn chán và trầm cảm của bạn để đưa ra cách chữa trị hiệu quả nhất. Thuốc trị trầm cảm đôi khi gây ra chóng mặt nên người sử dụng cần cẩn thận theo dõi các tác dụng phụ của thuốc.

Tai nạn và chấn thương vùng đầu cũng có thể dẫn đến chóng mặt do thiếu máu nhất thời hay tổn thương vùng não. Nhiều trường hợp bệnh nhân sau khi chữa khỏi chấn thương vùng đầu thỉnh thoảng vẫn có cảm giác chóng mặt.[1] Trường hợp này, bác sĩ sẽ kiểm tra kỹ lại bệnh lý tổn thương, làm thêm các lab và hình ảnh để biết chắc không có những tổn thương khác.

---

[1] https://www.mayoclinic.org/diseases-conditions/post-concussion-syndrome/symptoms-causes/syc-20353352

VẬY CHÚNG TA CẦN LÀM GÌ KHI BỊ CHÓNG MẶT?

- Không để bị ngã. Ổn định vị trí bằng cách ngồi xuống hoặc nằm dựa, đợi cơn chóng mặt qua đi.
- Nếu chóng mặt kèm các dấu hiệu nguy hiểm như trên, hãy gọi bác sĩ hoặc cấp cứu.
- Tìm cách liên lạc với người thân. Cố gắng ghi nhớ cơn chóng mặt xảy ra trong bao lâu, vào lúc nào để báo lại với bác sĩ.
- Nếu bệnh nhân an toàn, hãy kiểm tra huyết áp, nhịp tim và đường huyết. Nếu chóng mặt do tụt đường huyết, bệnh nhân có thể ăn kẹo/trái cây ngọt để có đường. Nếu chóng mặt do tụt huyết áp (dưới 90/60), để bệnh nhân nằm hoặc ngồi nghỉ và kiểm tra lại huyết áp. Gọi cấp cứu hoặc bác sĩ nếu huyết áp vẫn còn tụt.

CÁCH CHỮA TRỊ CHÓNG MẶT

Chóng mặt là triệu chứng có nhiều lý do nên bác sĩ cần tìm ra lý do chính xác vì sao bệnh nhân bị chóng mặt để đưa ra phương pháp chữa trị phù hợp.

Bác sĩ sẽ hỏi kỹ về thời gian bị chóng mặt, kéo dài trong bao lâu, có điều gì làm cơn chóng mặt nặng hơn, bệnh nhân có đang sử dụng thuốc nào mới, có những triệu chứng nguy hiểm không, có từng bị chóng mặt hay chưa v.v... Chóng mặt do các lý do thông thường ít khi cần xét nghiệm hay chụp hình não.[1]

Trị liệu chóng mặt gồm thuốc uống, tập vật lý trị liệu, trị liệu tâm lý, và (hiếm khi) can thiệp phẫu thuật nếu có những tổn thương gây ra chóng mặt.

[1] https://www.ncbi.nlm.nih.gov/pubmed/28145669

03 Dùng thuốc gì khi bị cảm, sốt?

TRÊN TẠP CHÍ BMJ, các nhà khoa học và bác sĩ đã nói về việc không nên uống thuốc Ibuprofen để trị cảm sốt cho Covid-19.[1] Bộ trưởng Y tế Pháp Oliver Veran có viết rằng: "Thuốc kháng viêm như NSAID và Steroid có thể làm tệ hơn các rủi ro nhiễm trùng. Nếu bị sốt, bệnh nhân nên uống Paracetamol (APAP)." Nghiên cứu tổng hợp do bác sĩ Choi từ Hàn Quốc trên 3.000 bệnh nhân so sánh NSAID và Acetaminophen (APAP) cho thấy không có sự khác biệt về hiệu quả và tác dụng phụ.[2]

Tuy nhiên, ở góc độ là bác sĩ chuyên khoa bệnh tự miễn và cơ xương khớp, tôi đồng ý rằng Acetaminophen nên dùng trước tiên cho các triệu chứng sốt và cảm thay vì Ibuprofen bởi vì thuốc kháng viêm không phải Steroid (NSAID) đôi khi có những ảnh hưởng lên hệ miễn dịch của cơ thể, có thể làm hệ miễn dịch yếu đi, dẫn đến rủi ro về nhiễm trùng.

Cụ thể, các thuốc kháng viêm NSAID thường ức chế enzyme Cyclo-oxygenases 1 và 2 (Cox-1 và Cox-2), trong đó Cox-2 là một enzyme quan trọng trong quá trình phát chuỗi tín hiệu viêm.[3] Cox-2 cũng liên

---

[1] https://www.bmj.com/content/368/bmj.m1086
[2] https://www.ncbi.nlm.nih.gov/pmc/articles/PMC3726791/
[3] https://www.ncbi.nlm.nih.gov/pmc/articles/PMC2693360/

quan đến sự kích hoạt của tế bào B cells, dẫn đến sản sinh kháng thể chống nhiễm trùng.

Ở góc nhìn khác, bác sĩ Colm Henry trường Lâm sàng của Ireland cho rằng nếu bệnh nhân đang uống các thuốc khác, kể cả các thuốc kháng viêm NSAID như Ibuprofen và Naproxen thì vẫn có thể uống bình thường,[1] miễn là đừng uống quá liều.

Như vậy, nếu bị cảm, sốt (hay cúm mùa, Covid-19), trước tiên bạn nên uống Tylenol, Paracetamol thay vì Ibuprofen hay Advil. Bạn nên cẩn thận khi uống Acetaminophen nếu có bệnh về gan. Nếu bạn đang dùng Ibuprofen hay Naproxen cho các triệu chứng đau khớp hay nhức đầu thì vẫn có thể tiếp tục uống.

Cuối cùng, bạn vẫn nên thảo luận trực tiếp với bác sĩ của mình về các loại thuốc dùng cho cảm sốt nếu như có thắc mắc.

---

[1] https://www.hse.ie/eng/services/news/media/pressrel/advice-about-anti-inflammatory-medication-and-covid-19.html

04 Có nên uống thuốc ngủ?

MẤT NGỦ (INSOMNIA) LÀ tình trạng rất nhiều người hay gặp. Thống kê cho thấy ít nhất chúng ta mất ngủ vài lần trong đời, thường là sau những biến cố quan trọng. Vậy đâu là nguyên nhân gây mất ngủ và có nên uống thuốc ngủ hay không?

CHỮA MẤT NGỦ TỐT NHẤT LÀ THAY ĐỔI THÓI QUEN SINH HOẠT VÀ TÌM RA LÝ DO MẤT NGỦ, CHỨ KHÔNG PHẢI DÙNG THUỐC NGỦ

Đôi khi chúng ta mất ngủ vì các bệnh như ngưng thở khi ngủ, mộng du, bệnh phổi, bệnh tim, hay tác dụng phụ của thuốc thì việc tìm và chữa tận gốc các bệnh này là cách tốt nhất để chữa mất ngủ.

Thay đổi thói quen sinh hoạt bao gồm bỏ hút thuốc lá, tập thể dục đều đặn, ăn uống cân bằng, uống đủ nước, ngủ đúng giờ. Với những người làm ban đêm (ca 3) thì việc ngủ đủ giấc và đều đặn là rất quan trọng. Phòng ngủ sạch sẽ, yên tĩnh, không có ti vi, không có ipad, iphone cũng là những bí quyết giúp bạn ngủ ngon hơn.

Tác dụng phụ của thuốc cũng là một trong những lý do hay gây mất ngủ. Các thuốc có thể gây mất ngủ bao gồm thuốc Steroid, thuốc tuyến giáp, lợi tiểu, và một số thuốc tăng huyết áp. Các chất kích thích như cà phê, rượu và trà cũng có thể gây mất ngủ.

Tuy nhiên, khi không tìm ra lý do gây mất ngủ và đã thử nhiều cách để thay đổi thói quen sinh hoạt mà vẫn không ngủ được, khi đó hãy lựa chọn thuốc. Bạn nên thảo luận kỹ với bác sĩ trước khi dùng thuốc ngủ vì đây là loại thuốc có tác dụng phụ rất nguy hiểm, có thể gây tử vong, như trường hợp ca sĩ Michael Jackson.

TRƯỚC KHI UỐNG THUỐC NGỦ, BẠN CẦN CHẮC CHẮN LÀ MÌNH CÓ ĐỦ THỜI GIAN ĐỂ NGỦ VÀ TÌM HIỂU KỸ VỀ THUỐC NGỦ

Vì thuốc ngủ sẽ làm bạn dễ ngủ, nên bạn cần chuẩn bị cho mình ít nhất 7-8 giờ để ngủ sau khi uống thuốc. Một số người chỉ có khoảng 3-4 giờ để ngủ mà lại uống thuốc, dẫn đến phải thức dậy giữa giấc ngủ sâu khiến tình trạng mất ngủ về sau càng tệ hơn.

Bạn cũng nên có kế hoạch để giảm thuốc ngủ sau khi đã ngủ được và từ từ chuyển qua trạng thái không cần thuốc ngủ.

Phụ nữ đang mang thai hoặc đang cho con bú cần phải rất cẩn thận khi uống thuốc ngủ vì có những loại thuốc có thể ảnh hưởng đến thai nhi.

Người cao tuổi cần cẩn thận khi uống thuốc ngủ vì độ lọc thận giảm, dẫn đến thuốc ngủ tồn tại trong cơ thể lâu hơn, tăng rủi ro té ngã.

TÁC DỤNG PHỤ CỦA THUỐC NGỦ

Tùy vào mỗi loại thuốc ngủ khác nhau mà có những loại tác dụng phụ khác nhau. Tác dụng phụ thường gặp nhất của thuốc ngủ là chóng mặt, nhức đầu sau khi thức dậy. Người lái xe thường xuyên cũng nên hạn chế dùng thuốc ngủ vì tác dụng phụ gây chóng mặt, hoa mắt, nhức đầu dễ làm lạc tay lái dẫn đến tai nạn.

Tác dụng phụ nguy hiểm nhất của thuốc ngủ là gây nghiện. Bệnh nhân thường cần phải có liều cao hơn theo thời gian. Nhiều bệnh nhân bị bệnh đau nhức, dùng thuốc giảm đau á phiện kết hợp thêm thuốc ngủ sẽ dẫn đến phụ thuộc thuốc.

CÁC TÁC DỤNG PHỤ KHÁC CỦA THUỐC NGỦ:

- Khô miệng;
- Buồn nôn hay ói mửa;
- Tăng cân;
- Nhịp tim không đều;
- Giảm trí nhớ và khả năng làm việc.

THUỐC NGỦ RẤT NGUY HIỂM NẾU DÙNG KHÔNG ĐÚNG CÁCH

Hằng năm, có hàng trăm ngàn người tử vong do uống thuốc ngủ quá liều (cố tình hay vô tình), dựa trên một nghiên cứu từ UCSD. Các nghiên cứu khác cũng chỉ ra uống thuốc ngủ tăng tỷ lệ tử vong có khi lên đến 3,5 lần so với không uống thuốc ngủ. Vì vậy, bạn cần thận trọng khi dùng thuốc ngủ.

- Bạn đừng bao giờ cho người khác dùng thuốc ngủ của mình.
- Bạn nên cất kỹ thuốc ngủ trong hộp riêng, tránh xa tầm với của trẻ em.
- Chữa mất ngủ là tìm ra nguyên nhân và chữa tận gốc bệnh mất ngủ, uống thuốc ngủ chỉ là giải pháp tạm thời.

- Bạn nên có kế hoạch giảm và ngừng hẳn thuốc ngủ sau khi ngủ được.

*

Chúng ta dành 1/3 cuộc đời để ngủ nhưng dường như chúng ta rất ít khi để ý đến giấc ngủ. Tôi có nói và viết nhiều bài về giấc ngủ. Các bạn có thể xem thêm các video về chủ đề làm sao ngủ ngon (video số #69),[1] ngủ tư thế nào tốt nhất (video số #193)[2] trên kênh YouTube của tôi.

---

1 https://www.youtube.com/watch?v=1CXKlDbRUIE

2 https://www.youtube.com/watch?v=EFCgYXRMJLg

05 Khổ vì tóc rụng, tóc bạc

TÓC LÀ MỘT TRONG NHỮNG phần quan trọng nhất cơ thể mà chúng ta thường quên chăm sóc cho đến một ngày nhận ra mình hói hay bạc đầu.

Một người có mái tóc dày, khỏe mạnh thì thường sẽ ít có vấn đề về sức khỏe. Ngược lại, người tóc thưa, ít tóc, hay tóc rụng từng mảng, ngoài di truyền, có thể sẽ có thêm những bệnh khác do hầu hết các bệnh mãn tính như tiểu đường, cao huyết áp, thận, gout, mỡ, đều có thể ảnh hưởng đến tóc. Chính vì vậy, câu nói “cái răng cái tóc là gốc con người” ngoài nói đến vai trò của răng, tóc đối với ngoại hình thì có lẽ cũng nhấn mạnh tầm quan trọng của răng, tóc là dấu hiệu của sức khỏe.

Cấu tạo của tóc giống như một cây lúa, gồm: ngọn tóc, thân tóc bên trên và gốc tóc nằm sâu bên dưới da. Tóc nhận chất dinh dưỡng, máu và oxy như bất kỳ cơ quan nào khác. Tóc cũng dễ bị ảnh hưởng bởi hormone, nhất là steroid và các chất vitamin dinh dưỡng (như kẽm hay vitamin B).

Mỗi người có khoảng 150.000 sợi tóc và chúng liên tục phát triển theo các chu kỳ 3 vòng đời khác nhau: Giai đoạn 1 (Anagen) là tăng trưởng, đa số (80-85%) tóc chúng ta luôn ở giai đoạn này, kéo dài từ 3 đến 8 năm. Giai đoạn 2 là chuyển tiếp Catagen (5%) tóc kéo dài vài tuần và giai đoạn 3 là rụng Telogen (5-10%). Nếu 3 giai đoạn này thay đổi phần trăm (rụng nhiều hơn mọc) thì chúng ta sẽ bị hói đầu.

Mỗi ngày chúng ta mất đi 50-100 sợi tóc. Vì vậy, khi đi tắm hay chải đầu bạn sẽ thấy tóc rụng. Không sao cả, bạn đừng lo. Miễn là tóc mới của bạn mọc ra đủ để bù đắp số lượng tóc cũ.

Màu tóc do hắc tố da (melanin) quyết định. Các sắc dân (Mỹ trắng, châu Á, Mỹ gốc Phi, v.v...) đều có số lượng tế bào hắc tố da (Melanocytes) bằng nhau, tuy nhiên, số lượng Melanin hắc tố da được sản sinh mới là yếu tố làm nên màu tóc (và màu da). Khi chúng ta mất hắc tố da dưới chân tóc, tóc chúng ta bạc đi. Một nghiên cứu khác cũng cho thấy khi tóc được thay nhiều lần thì lượng hắc tố cũng giảm đi. Điều này giải thích vì sao chúng ta thường bị bạc tóc khi lớn tuổi (do tóc được thay mới nhiều lần).

TRỊ HÓI ĐẦU THẾ NÀO?

Hói đầu là chứng bệnh mà nam giới hay nữ giới khi mắc phải đều khổ tâm như nhau. Nam giới và nữ giới thường hói theo hai hướng khác nhau. Nam hói từ hai bên trán trong khi nữ thường hói trên đỉnh đầu. Hói cũng có nhiều kiểu, có thể hói đều trên đầu hay hói một chỏm.

Bệnh hói thông dụng nhất là do tăng phản ứng với hormone nam, chứ không nhất thiết tăng hormone nam (androgenic alopecia). Đây là loại hói ảnh hưởng đến 50% cả nam lẫn nữ khi 50 tuổi và tăng dần đến 80% khi 80 tuổi. Khi cảm nhận hormone của tế bào tóc trở nên nhạy cảm hơn, quá trình phát triển tóc (anagen) bị giảm, dẫn đến tóc mau rụng, và cuối cùng là bị hói.

Hói cũng có thể do stress (Telogen effluvium) như gia đình có chuyện đau buồn, công việc căng thẳng và thường hồi phục khi stress được cải thiện.

Hói có thể do nhiều bệnh mãn tính, thiếu các hormone hay vitamin khác. Bệnh nhân bị hói cần được kiểm tra tổng quát và xét nghiệm lab để xem có thiếu sắt, thiếu máu, thiếu kẽm, tăng hay giảm tuyến giáp, các bệnh tự miễn như viêm thấp khớp, ban đỏ, viêm da.

Bác sĩ cũng sẽ xem bệnh nhân có chữa trị ung thư hay không vì hóa trị thường sẽ làm nang tóc yếu, dẫn đến rụng tóc. Bác sĩ có thể sẽ nắm tóc bệnh nhân để kiểm tra (Pulling Hair test) xem tóc có khỏe không. Cũng có thể kiểm tra nang tóc bằng kính lúp xem có bị nấm hay nhiễm trùng (mụn). Trị liệu hói đầu cũng có thể phải dựa vào quá trình trị các bệnh mãn tính như trên. Nếu không, bệnh nhân có thể dùng Minoxidil kem xịt, uống Finasteride, Biotin, và tiêm Steroid nếu tóc rụng nhiều và rụng thành mảng. Dùng thuốc uống hoặc bôi thường sẽ cần khoảng 4-6 tháng để mang lại tác dụng. Cấy tóc là một giải pháp nếu như tình trạng bệnh không cải thiện với thuốc.

Chữa trị hói đầu hiện nay gặp nhiều khó khăn do có nhiều nguyên nhân gây hói khác nhau. Quan trọng nhất là tìm ra các bệnh mãn tính dẫn đến hói đầu.

06 Rụng tóc ở phụ nữ

SO VỚI ĐÀN ÔNG, RỤNG TÓC ở phụ nữ xảy ra ít hơn, nhưng rụng tóc lại ảnh hưởng xấu nhiều hơn đến phụ nữ do mái tóc thể hiện sức khỏe và tâm sinh lý của người phụ nữ, nhất là trong văn hóa Á Đông. Khoảng 1/3 phụ nữ sẽ rụng tóc trong đời và có đến 2/3 phụ nữ sau tuổi mãn kinh bị rụng tóc.

Có nhiều lý do dẫn đến rụng tóc và lý do được chia ra do chu kỳ mọc tóc và nang tóc. Trung bình, mỗi người phụ nữ rụng 50-100 sợi tóc mỗi ngày và cũng có ngần ấy số tóc mới được sinh ra. Khi chu kỳ mọc tóc bị ảnh hưởng, tóc rụng nhiều hơn số tóc sinh ra, tóc sẽ ít đi, dần dần dẫn đến hói đầu.

Mặt khác, nếu nang tóc bị tổn thương, viêm nhiễm, hay ảnh hưởng hormone dẫn đến kém phát triển cũng sẽ làm tóc mọc chậm, teo tóc, dẫn đến số lượng tóc rụng nhiều hơn tóc mới sinh ra, và cũng có thể dẫn đến hói đầu. Nghiên cứu cho thấy tế bào mầm tóc ở nữ dễ bị ảnh hưởng hơn nam.

Loại rụng tóc thường gặp ở cả nam và nữ là do ảnh hưởng của hormone nam (androgenetic alopecia). Tuy nhiên, cách rụng tóc ở nam và nữ khác nhau. Ở nam, tóc bắt đầu rụng từ hai bên vầng trán, dần dần tạo ra chữ “M”. Trong khi đó, rụng tóc ở phụ nữ bắt đầu từ đỉnh đầu và rụng thưa dần chứ không tập trung một chỗ như nam. Vì vậy, phụ nữ rụng tóc ít khi hói hoàn toàn như nam và ít khi có vầng trán cao chữ “M”.

3 giai đoạn mọc tóc:

- Giai đoạn tăng trưởng Anagen: là giai đoạn nang tóc đang trong giai đoạn phát triển, mọc 0,4mm mỗi ngày, kéo dài 2-4 năm với nam và 3-6 năm với nữ. Đây là giai đoạn chiếm phần lớn (90%) của tóc trên đầu chúng ta.
- Giai đoạn cuối của tăng trưởng Catagen: khi tóc đạt được độ dài tối đa thì sẽ dừng lại. Tất cả mọi hoạt động tăng trưởng của tóc lúc này dồn hết vào thân tóc. Chỉ có 1-2% tóc trên đầu ở giai đoạn này và nó thường diễn ra rất ngắn.
- Giai đoạn thoái hóa Telogen: là thời điểm nang tóc nghỉ ngơi, kéo dài 3-6 tháng. Giai đoạn này chiếm khoảng 10% tóc trên đầu chúng ta.

NGUYÊN NHÂN RỤNG TÓC Ở PHỤ NỮ

Các nguyên nhân thường gây rụng tóc ở phụ nữ gồm tác dụng phụ của thuốc, di truyền, các bệnh rối loạn hormone, bệnh tự miễn và nhiễm trùng, dinh dưỡng, tâm lý, stress v.v... Tùy vào lý do rụng tóc mà bác sĩ sẽ chẩn đoán và đưa ra phương pháp chữa trị. Vì vậy, khi gặp bác sĩ, bạn cần nói rõ thời gian rụng, cách rụng, các triệu chứng khác, di truyền, stress, hay các yếu tố khác.

Rụng tóc do hormone: Đây là dạng rụng tóc mà hầu hết phụ nữ sẽ gặp trong đời, nhất là sau khi mãn kinh. Phụ nữ càng lớn tuổi thì càng dễ bị mắc dạng rụng tóc này. Thường rụng tóc xảy ra nhiều nhất ở thời điểm sắp mãn kinh, cùng với khô da và các dấu hiệu khác như đổ mồ hôi ban đêm, nóng lạnh, thay đổi tính tình (do thay đổi về estrogen). Bệnh này cũng có thể do di truyền. Nếu mẹ bị rụng tóc thì nhiều khả năng con gái sau này cũng có thể bị. Các bệnh lý tăng hormone androgen như ung thư tuyến thượng thận, buồng trứng, tuyến yên, hay các lý do khác cũng có thể gây rụng tóc ở nữ.

Rụng tóc loại này là do hormone nam androgen làm ảnh hưởng đến chu kỳ mọc tóc, làm ngắn lại giai đoạn mọc Anagen. Đây cũng là nguyên nhân thường gây ra rụng tóc ở nam giới. Hormone androgen là hormone quan trọng ở cả hai giới trong việc duy trì tình dục và kiểm soát lông tóc. Khi hormone mất cân bằng (với estrogen và các hormone khác) sẽ khiến nang tóc nhỏ đi, teo lại, dần dần thay thế các sợi tóc mạnh khỏe thành các lông măng.

CÁCH TÓC RỤNG CÓ THỂ CHỈ RA LÝ DO RỤNG

Tùy vào bệnh nhân và loại rụng tóc mà phụ nữ có những kiểu rụng tóc khác nhau. Ở mỗi kiểu, cách rụng tóc có thể gợi ý nguyên nhân. Rụng tóc toàn đầu, làm tóc mỏng toàn đầu chỉ ra lý do rụng thường do nhiều hệ cơ quan trong cơ thể (như dinh dưỡng, tuổi tác, hormone); rụng chỉ một vùng nhỏ trên đầu có thể do nhiễm trùng viêm nấm, viêm mãn tính (mụn mọc ngược). Rụng góc vòng ngoài rìa cũng có thể do viêm nhiễm nấm hoặc viêm da.

Cách rụng đột ngột (trong vài ngày hoặc vài tuần) gợi ý nguyên nhân thường cấp tính như nhiễm trùng, tâm thần; rụng từ từ (vài tháng đến vài năm) gợi ý nguyên nhân có tính hệ thống như tuổi tác, stress, hay dinh dưỡng.

Vùng da rụng tóc đổi màu, ngứa, sưng có thể là do nhiễm trùng hay viêm nhiễm; vùng rụng tóc hoàn toàn lành lặn, trơn láng, thường chỉ ra lý do hormone. Rụng tóc và lông toàn thân thường xảy ra sau khi hóa trị hay bệnh tự miễn.

RỤNG TÓC KHÔNG HẲN LÀ DO UNG THƯ

Khi bị ung thư, nhất là giai đoạn 3 và 4, có thể dẫn đến rụng tóc và sau khi hóa trị có thể rụng tóc, nhưng không phải rụng tóc lúc nào cũng do ung thư. Có rất nhiều lý do rụng tóc. Bạn nên gặp bác sĩ da liễu hoặc bác sĩ gia đình để tìm hiểu nguyên nhân, không nên cho rằng rụng tóc là do ung thư, dẫn đến stress thêm và tóc càng thêm rụng.

CÁCH CHỮA RỤNG TÓC Ở PHỤ NỮ

Rụng tóc và hói đầu ở phụ nữ rất khó trị và cần sự kiên nhẫn. Tôi thường khuyên bệnh nhân chữa rụng tóc hay hói đầu cần ít nhất 6 tháng để có kết quả. Đơn giản vì chu kỳ mọc tóc cũng đã mất vài tháng để có thể thấy tóc mọc hiệu quả.

Tìm ra nguyên nhân thực sự là cách tốt nhất để chữa rụng tóc. Trị kem kháng nấm hoặc thuốc kháng sinh nếu rụng tóc do viêm nhiễm. Trị liệu tâm lý nếu rụng tóc là do tâm thần (tự nhổ tóc). Bác sĩ sẽ kiểm tra máu của bạn xem có thiếu các chất sắt, kẽm, thiếu hay dư hormone tuyến giáp, thiếu máu và các bệnh lý tự miễn khác.

Đối với rụng tóc do hormone androgen, bác sĩ có thể áp dụng các biện pháp sau đây:

- Thuốc xịt Minoxidil (Rogaine), thuốc này trước kia dùng để chữa cao huyết áp. Thường liều dùng là 2% hoặc 5% đều có tác dụng. Lưu ý là thuốc này chỉ cải thiện được độ mọc tóc, chứ sẽ khó làm tóc mọc mới hoàn toàn như xưa. Bệnh nhân cần dùng ít nhất từ 6 đến 12 tháng để có kết quả. Nếu ngưng thuốc, bệnh nhân có thể thấy tóc rụng nhanh hơn. Khi dùng thuốc này, da đầu và tóc phải khô, xịt kem (foaming) lên vùng tóc rụng, dùng các ngón tay xoa đều để thuốc ngấm vào chân tóc. Nhớ rửa sạch tay và rửa sạch thuốc nếu dính vào vùng da khác trên cơ thể. Để thuốc trên tóc ít nhất vài tiếng trước khi đi gội đầu. Tác dụng phụ của thuốc gồm ngứa da đầu (do có alcohol), tóc mọc không đều, chỗ nhiều chỗ ít.

- Thuốc kháng androgen như Spironolactone (Aldactone) đặc biệt có hiệu quả nếu phụ nữ mắc hội chứng đa nang (PCOS) vì hội chứng này tạo ra nhiều hormone nam. Bác sĩ thường kê toa Spironolactone với thuốc ngừa thai (phụ nữ đang uống Aldactone không nên có thai vì có thể có hậu quả đáng tiếc). Tác dụng phụ của thuốc gồm giảm ham muốn, buồn chán và mệt mỏi.
- Thuốc bổ sung sắt và kẽm. Thiếu sắt có thể là lý do rụng tóc. Bác sĩ sẽ kiểm tra nồng độ sắt và bổ sung sắt và kẽm. Tuy nhiên, nếu nồng độ sắt là bình thường thì bạn không nên uống vì có thể dẫn đến đau bao tử.
- Cấy tóc có thể là một biện pháp khác nhưng đây là phẫu thuật xâm lấn và sẽ có nhiều kết quả khác nhau.

07 Chứng ngứa ngáy có thể không đơn giản như bạn nghĩ

NGỨA LÀ CẢM GIÁC KHÓ CHỊU khiến chúng ta muốn gãi. Ngứa tuy không nguy hiểm nhưng là một trong những triệu chứng thường gặp nhất và đem lại cảm giác không hề dễ chịu chút nào.

NGỨA LÀ GÌ?

Đây là câu hỏi mà các bác sĩ và nhà khoa học đi tìm mấy chục năm nay. Một câu hỏi đơn giản hơn là chúng ta có dây thần kinh ngứa hay không? Ngứa và đau có khác nhau không, hay ít nhất có liên hệ gì với nhau?

Mỗi ngày chúng ta có hàng chục cơn ngứa. Có khi chúng ta gặp kiến cắn, phấn hoa, muỗi đốt, hay đơn giản là không có gì cả. Khi chúng ta nghe nói về ngứa hay thấy ai đó bị ngứa, chúng ta cũng có thể có cảm giác ngứa.

Khi bạn bị muỗi chích, nọc độc từ muỗi có một chất chống đông máu, chất này sẽ kích thích cơ thể tiết ra chất histamine, là chất làm giãn nở mạch máu. Nó khiến máu chảy mạnh hơn để mang theo các tế bào miễn dịch chiến đấu với nọc độc do muỗi chích. Đều này cũng xảy ra tương tự khi chúng ta bị dị ứng phấn hoa, dị ứng đồ biển do histamine tiết ra.

Histamine kích thích các dây thần kinh ngứa khiến chúng ta có cảm giác ngứa. Điều này giải thích vì sao muỗi cắn làm chúng ta ngứa và muốn gãi. Các nghiên cứu cho thấy dây thần kinh ngứa (C fiber) có thể có liên quan đến thần kinh đau, nhưng là một loại dây thần kinh riêng, chứa chất gọi là natriuretic polypeptide B.[1]

TRỊ NGỨA THẾ NÀO?

Khi chúng ta gãi, bàn tay và móng tay tạo ra một tín hiệu đau vừa phải, đủ để đè tắt tín hiệu ngứa, khiến cho cơn ngứa biến đi. Như vậy, tạo ra cơn đau là một cách giảm ngứa.

Nhưng ngứa còn có thể có tác dụng bảo vệ cơ thể. Các điểm ngứa giúp chúng ta nhận ra những nguy hiểm trên da (như bị muỗi đốt hay kiến bò), và nếu chẳng may chúng đốt vào da thì chúng ta biết để làm chúng biến mất khỏi da mình. Điểm thú vị là chúng ta không có tín hiệu nhận biết ngứa bên trong cơ thể.

NGỨA KHÔNG DỄ CHỮA

Dù có nhiều nghiên cứu gần đây nhưng các bác sĩ vẫn chưa có cách kiểm soát hoàn toàn cơn ngứa. Trong da liễu (viêm da cơ địa và vẩy nến), các chất giúp bớt ngứa gồm kem lotion (calamine, hydrocortisone), antihistamine (thuốc uống hay xức), opioid antagonists, aspirin, và trị liệu ánh sáng (ultraviolet light therapy). Vì vậy, giữ ẩm cho da trong viêm da cơ địa và vảy nến là rất quan trọng.

---

1 https://www.nature.com/articles/d41573-019-00126-4

Dù vậy, các thuốc này vẫn chưa chấm dứt ngứa hoàn toàn. Cách tốt nhất là tìm ra các bệnh lý có thể liên quan đến ngứa để chữa dứt điểm.

NGỨA CÓ THỂ LÀ NHỮNG DẤU HIỆU NGUY HIỂM CỦA BỆNH KHÁC?

Nếu bệnh nhân ngứa chỉ ở một vùng nhỏ nơi tiếp xúc, bị cắn, hay vùng da bị tác động thì thường ít nguy hiểm. Khi bệnh nhân than phiền bị ngứa khắp nơi trên cơ thể, đây có thể là những dấu hiệu của bệnh khác[1] như: da khô (và các bệnh khác về da), viêm da cơ địa hay vảy nến, dị ứng thuốc, bệnh về gan, bệnh thận mãn tính, thiếu sắt, bệnh tuyến giáp, ung thư (hiếm gặp) như ung thư máu và lymphoma.

Vì vậy, nếu bạn bị ngứa một thời gian dài không hết thì hãy tới gặp bác sĩ vì cơn ngứa có thể không đơn giản như bạn nghĩ.

---

1 https://health.clevelandclinic.org/itch-know-signs-underlying-medical-problem/

08 Kem trị ngứa Corticosteroid và kem trộn

THUỐC BÔI CORTISONE/STEROID LÀ GÌ?

Là thuốc họ kháng viêm (giảm viêm sưng), thường dùng để chữa viêm da cơ địa (atopic dermatitis, eczema), vảy nến, và nhiều bệnh viêm da khác. Thuốc steroid còn gọi là cortisone, corticosteroid, glucocorticosteroid.

Khi da chúng ta có vật ngoại lai (vi khuẩn hay dị ứng) xâm nhập, vùng da tổn thương sẽ gửi các tín hiệu viêm và đau, kêu gọi tế bào bạch cầu đến để chiến đấu chống nhiễm trùng, khiến da bị sưng và tấy đỏ lên (viêm da cơ địa). Đôi khi, da chúng ta bị viêm mà không có vi khuẩn nào cả, chỉ là do hệ miễn dịch chúng ta quá nhạy cảm khiến bạch cầu tấn công vào tế bào da (dạng quân ta đánh quân mình như bệnh vảy nến).

Thuốc bôi steroid trị viêm da bằng cách khóa các tín hiệu viêm và sưng, làm ngưng và chậm lại hoạt động của các bạch cầu và kháng thể, dần dần da chúng ta lành đi. Ngoài ra thuốc bôi steroid cũng làm hạn chế khả năng phân bào, hạn chế hệ miễn dịch, và làm co thắt các mạch máu nhỏ (vì vậy, bôi thuốc steroid lâu dài làm da mỏng đi).

Có 4 dạng thuốc bôi chính là dạng kem (cream), dạng dầu sáp (gel hay ointments), dung dịch (solution), hay thuốc dạng xịt (foaming). Thuốc bôi steroid thường ghi kèm theo phần trăm hấp thụ vào da (0,01% hay 3%).

ĐỘ MẠNH HAY NHẸ CỦA THUỐC KHÔNG TÙY THUỘC VÀO PHẦN TRĂM MÀ TÙY THUỘC VÀO TÊN THUỐC

Trái với suy nghĩ của nhiều bệnh nhân, độ mạnh hay nhẹ của kem bôi tùy vào tên, chứ không phụ thuộc vào chỉ số phần trăm ghi trên kem. Ví dụ như Clobetasol 0,05% mạnh gấp khoảng 600 lần Hydrocortisone 1%. Vì vậy, phần trăm cao chưa chắc nói lên độ mạnh nhẹ của thuốc.

Độ mạnh của kem xức steroid được chia làm nhiều loại, thường chia thành 4 loại: nhẹ, vừa, nặng, và rất nặng tại châu Âu.[1] Tại Hoa Kỳ, độ nặng của thuốc xức steroid được chia đến bảy loại từ nhẹ đến rất nặng.[2]

Thường bác sĩ sẽ kê toa thuốc bôi steroid từ nhẹ đến nặng vì loại càng nặng càng dễ có tác dụng phụ. Khi bệnh nhân đã ổn định, bác sĩ sẽ giảm lượng thuốc xuống thấp nhất có thể mà vẫn kiểm soát triệu chứng ngứa như bệnh viêm da cơ địa.

Tùy vào bệnh lý và cơ thể của bệnh nhân mà bác sĩ sẽ khuyên nên dùng kem, dầu sáp, hay dung dịch. Kem và lotion thường được dùng nhiều nhất do thẩm thấu nhanh vào da, giữ ẩm, dễ sử dụng. Trong khi đó, dầu sáp thường chỉ định với da khô hoặc sưng dày, kem xịt thường dùng cho tóc hay vùng rậm lông.

Thuốc bôi steroid hấp thụ vào da khác nhau tại những vùng khác nhau. Vùng da mỏng và nhạy cảm như quanh quầng mắt, phần bẹn và chỗ kín hấp thụ thuốc nhanh hơn, trong khi bàn tay và vai hấp thụ thuốc chậm hơn do da dày hơn.

---

1 https://www.a4medicine.co.uk/topical-steroids-potency/

2 https://www.psoriasis.org/potency-chart/

TÁC DỤNG PHỤ CỦA THUỐC BÔI CHỨA STEROID

Thuốc bôi chứa steroid ít tác dụng phụ hoặc hầu như không có nếu dùng hạn chế và hợp lý theo chỉ dẫn của bác sĩ. Khi bệnh nhân hết ngứa hay viêm đỏ thì ngưng xài thuốc. Bệnh nhân bị viêm da cơ địa hay vảy nến có thể có tác dụng phụ do phải dùng thuốc này lâu dài (dùng thuốc độ mạnh trong vài tuần trở lên).

Tác dụng phụ thường gặp ở vùng da bôi thuốc chứa steroid là da mỏng, giãn da thành các vệt màu mỏng, dễ chảy máu, hiện mạch máu dưới da, lông mọc rậm.

Nguy hiểm hơn, dùng thuốc bôi chứa steroid không đúng cách (thường là quá liều hoặc sai chỉ định) sẽ làm bệnh nhân nổi mụn, viêm da xung quanh vùng miệng. Nhiều bệnh nhân sẽ tự khỏi sau khi ngưng dùng steroid.

Bôi thuốc chứa steroid lên da đôi khi cũng gây dị ứng. Nên ngưng thuốc xức ngay và dùng các trị liệu khác để chữa (thuốc Tacrolimus).

Tác dụng phụ hiếm thấy của bệnh nhân là hội chứng Cushing, thường xảy ra ở bệnh nhân dùng thuốc bôi chứa steroid nhiều năm.

Kem trộn tại Việt Nam thường pha steroid để giảm viêm và giảm ngứa. Thường bệnh nhân sẽ thấy bớt ngứa và đỏ khi thoa kem trộn nên tiếp tục dùng, dẫn đến da mỏng và mụn tái phát.

THUỐC BÔI CHỨA STEROID KẾT HỢP VỚI TRỊ NẤM VÀ TRỤ SINH

Thuốc này thường dùng cho trị nấm hay các bệnh viêm da do nấm, nhiễm trùng. Kem kết hợp với thuốc trị nấm thường được sử dụng phổ biến hơn, ví dụ như

Lotrisone tại Mỹ. Thuốc có kết hợp trụ sinh được dùng hạn chế do lo ngại tình trạng lờn thuốc.

Thuốc bôi kết hợp thường đắt tiền hơn là thuốc riêng rẽ. Tôi hay hướng dẫn bệnh nhân mua hai loại thuốc và cùng bôi chung nếu bảo hiểm không trả hoặc bệnh nhân ngại tốn tiền. Thuốc kết hợp thường có tác dụng tốt hơn là dùng riêng lẻ.

DÙNG STEROID BAO NHIÊU LÀ ĐỦ?

Dùng 1 ngón tay (FTU – fingertip unit) để ước tính lượng cần dùng. Thường mỗi ngón tay sẽ có khoảng 0,5 gram kem.

Ước tính diện tích cần bôi bằng cách ước lượng bao nhiêu bàn tay. Thường ngửa một bàn tay sẽ cần khoảng 1 FTU, bôi cả gương mặt cần khoảng 2,5 FTU, bôi cả người cần 20 FTU.

Một ống Triamcinolone khoảng 60g, nếu bôi 1 cánh tay cần khoảng 3-4 FTU (2g). Như vậy, nếu bôi mỗi ngày 2 lần (4g) thì bệnh nhân sẽ dùng được 2 tuần. Bác sĩ kê toa thường không đủ thuốc bôi cho bệnh nhân vì ước tính không đủ số lượng.

09 Chữa trị mụn thịt như thế nào?

MỤN THỊT (SYRINGOMA) LÀ GÌ?

Đây là các khối u nhỏ màu trắng (hoặc vàng nhạt), trong suốt, lành tính xuất phát từ tuyến mồ hôi sâu dưới da. Nhiều người nghĩ mụn thịt cũng như mụn trứng cá nên họ cố nặn, cuối cùng thì nặn không được mà càng làm vùng da mụn đó đau và sưng tấy. Mụn thịt không gây đau nhức hay viêm nhưng khiến da bị sần sùi và mất thẩm mỹ. Mụn thịt thường mọc ở vùng xung quanh mắt, trên mặt và những nơi có nhiều tuyến mồ hôi.

Khoa học vẫn chưa biết chính xác vì sao chúng ta có mụn thịt. Một trong những cách giải thích là rối loạn về hấp thụ nước và mất nước thường xuyên trong cơ thể, dẫn đến tuyến mồ hôi bị kích thích, hoạt động nhiều khiến chúng lớn (đại phì) để giảm thiểu mất nước bề mặt. Mụn thịt cũng hay xảy ra với bệnh nhân đi wax da thường xuyên (kích thích tuyến mồ hôi).

Có 4 loại mụn thịt chính là dạng mọc riêng từng mảng, dạng liên kết với bệnh Down syndrome, dạng mọc khắp nơi, và dạng di truyền. Khoa học vẫn chưa biết chính xác tỷ lệ di truyền bao nhiêu phần trăm mặc dù nhiễm sắc thể chromosome 16q22 được xem là liên quan đến mụn thịt. Nhiều khả năng bạn sẽ có mụn thịt nếu nhiều thành viên trong gia đình bạn mắc phải.

CẦN PHÂN BIỆT MỤN THỊT VỚI MỤN MỠ (XANTHOMA HAY XANTHELASMA) HAY MỤN CÓC (WARTS) VÀ MỤN TRỨNG CÁ (ACNE)

Tuy nhiều mụn thịt có thể được nhận biết dễ dàng qua đặc điểm hình dáng màu sắc nhưng trong nhiều trường hợp, mụn thịt có thể bị nhầm lẫn với mụn mỡ và mụn cóc do kích cỡ và màu sắc có thể giống nhau. Bạn nên đến gặp bác sĩ để được chẩn đoán thay vì tự chẩn đoán hay tự tìm hiểu trên mạng. Tôi đã gặp vài bệnh nhân có mụn cóc mà họ nghĩ là mụn thịt nên chữa trị sai.

3 loại mụn trên có cách chữa trị khác nhau và có thể cùng lúc xảy ra, do vậy đừng nên tự mua online, tự ý sử dụng thuốc bôi lên mặt. Làn da, đặc biệt là da mặt, không nên dùng để thử nghiệm hoặc nghe theo lời khuyên chữa trị từ người khác.

CHỮA TRỊ MỤN THỊT THẾ NÀO?

Có nhiều cách để chữa mụn thịt nhưng nó rất dễ bị tái phát cho dù dùng cách chữa trị nào. Do mụn thịt xuất phát từ tuyến mồ hôi dưới da và cách chữa trị đều từ bề mặt nên việc tái phát là đều dễ hiểu. Các cách chữa thông dụng hiện nay là: dùng kem bôi, laser, đốt điện, phẫu thuật cắt bỏ, và quan trọng nhất là thay đổi chế độ dinh dưỡng.

Kem bôi thông dụng nhất là BCA (acid Bichloracetic), có thể kết hợp Isotretinoin, tùy cơ địa mỗi người. Laser hiện nay gồm CO2 và YAG cho các kết quả rất khả quan, thường chỉ đốt một lần. Một số trị liệu đốt điện hay đốt lạnh cũng có kết quả đáng kể.

Thay đổi chế độ dinh dưỡng gồm uống nước đầy đủ, tập thể dục thường xuyên, ăn nhiều rau quả xanh và đủ chất.

10 Trị mụn bằng thuốc ngừa thai

VÌ SAO BỊ NỔI MỤN?

Mụn xảy ra khi lỗ chân lông bị nghẽn, viêm, sưng do nhiều lý do như nhiễm trùng do vi khuẩn P. acne, tích tụ lớp da chết, hay tăng chất nhờn (tiết bã). Nếu vùng bị nghẹt chưa bị tiếp xúc với không khí thì mụn sẽ có màu trắng đỏ (mụn đầu trắng), thường ở giai đoạn đầu và nằm sâu dưới da, sau khi tiếp xúc với không khí, phần bã nhờn bị oxy hóa thành màu đen (mụn đầu đen). Khi bạn lấy tay nặn mụn, phần lớn mụn chúng ta nặn là đầu đen.

Tại Hoa Kỳ, khoảng 85% thiếu niên bị mụn, con số này giảm xuống 12% ở phụ nữ. Trung bình cứ 10 người thì 1 người có mụn. Tuy mụn không gây chết người nhưng có thể ảnh hưởng trầm trọng đến tâm lý như trầm cảm, lo lắng, sợ hãi và mất tự tin về bản thân. Chi phí chữa trị do mụn gây ra khoảng 3 tỷ đô la hằng năm. Phần lớn bệnh nhân sau khi chữa trị mụn thấy đỡ hơn thì ngưng dùng thuốc, dẫn đến tỷ lệ tái phát cao.

CHỮA TRỊ MỤN HIỆU QUẢ KHI KẾT HỢP NHIỀU PHƯƠNG PHÁP

Ngày càng có thêm bằng chứng cho thấy mụn là bệnh lý phức tạp do nhiều lý do như cơ địa nhạy cảm của da mặt, giới tính, ảnh hưởng di truyền, cách sống, và đặc biệt là hệ miễn dịch của từng người, gồm cả hệ miễn dịch bẩm sinh và miễn dịch thu được. Vì vậy, chữa mụn ngày nay cần thông báo kỹ lưỡng về bệnh sử để bác sĩ tìm hiểu về cách sống và cách chăm sóc da, trước khi đưa ra các loại thuốc chữa trị kết hợp, gồm thuốc xức, thuốc uống, có thể dùng cả laser và can thiệp xâm lấn như lăn kim.

TRỊ MỤN BẰNG THUỐC NGỪA THAI

Trong phác đồ trị mụn của Viện Hàn lâm Da liễu Hoa Kỳ, thuốc ngừa thai (Combined oral contraceptive drug) được khuyến cáo dùng ở mức độ cao nhất (IA) dựa trên các nghiên cứu về tính hiệu quả và an toàn sử dụng.[1] Thực tế, ít có bác sĩ cho thuốc này vì nhiều lý do như thời gian bắt đầu có hiệu quả khá lâu, kéo dài từ vài tuần đến vài tháng và bất tiện do bệnh nhân phải uống mỗi ngày.

Thuốc ngừa thai chữa mụn bằng nhiều cách như hạn chế chất bã nhờn và giảm viêm do ức chế ảnh hưởng của hormone nam androgen. Đây là loại hormone khiến phụ nữ mọc lông, tăng tiết bã và rụng tóc.[2] Giảm ảnh hưởng của hormone trên da được xem là một trong những cách chữa trị mụn hiệu quả và lâu dài.

Hiện nay, có 4 loại thuốc ngừa thai được FDA chấp thuận chữa trị mụn là: ethinyl estradiol/norgestimate,

---

1 https://www.jaad.org/article/S0190-9622(15)02614-6/fulltext

2 https://www.jaad.org/article/S0190-9622(18)32674-4/pdf

ethinyl estradiol/norethindrone acetate/ferrous fumarate, ethinyl estradiol/drospirenone, ethinyl estradiol/drospirenone/levomefolate (tên thương mại là Ortho Tri-Cyclen, Estrostep Fe, Beyaz, Yaz).

Nghiên cứu cho thấy không có loại thuốc ngừa thai nào tốt hơn loại nào. 4 loại thuốc nêu trên đều có tác dụng tương tự trong chữa trị mụn. Vì vậy, cách chọn thuốc nào là tùy vào cơ địa và phản ứng với thuốc của mỗi bệnh nhân. Khi bệnh nhân có những tác dụng với một loại thuốc ngừa thai, bác sĩ có thể chuyển qua loại khác mà vẫn có thể giữ nguyên hiệu quả chữa trị mụn.

Lưu ý là FDA chỉ chấp thuận dùng thuốc ngừa thai chữa trị mụn khi bệnh nhân hiểu và đồng ý muốn ngừa thai và muốn chữa trị mụn cùng một lúc. Nếu bệnh nhân không muốn ngừa thai thì không nên dùng thuốc ngừa thai để trị mụn.

TÁC DỤNG PHỤ CỦA THUỐC NGỪA THAI

Tác dụng phụ đầu tiên là rủi ro có cục máu đông (venous thromboembolic events), mặc dù rủi ro này cực kỳ thấp. Tỷ lệ rủi ro mắc cục máu đông ở người bình thường là 1-5 trên 10.000 phụ nữ trong 1 năm. Nếu dùng thuốc ngừa thai thì tỷ lệ này tăng lên 3-9 trên 10.000 phụ nữ trong 1 năm. Trong khi đó, tỷ lệ mắc cục máu đông ở phụ nữ có thai là 5-20 trên 10.000 phụ nữ trong 1 năm, và phụ nữ sau khi sinh 12 tuần thì tỷ lệ mắc bệnh này lên đến 40-65 người trên 10.000 phụ nữ trong 1 năm.[1]

Như vậy, uống thuốc ngừa thai có thể tăng rủi ro cục máu đông, nhưng lại ít rủi ro mắc cục máu đông

---

[1] https://www.jaad.org/article/S0190-9622(15)02614-6/fulltext

hơn so với phụ nữ có thai. Tuy nhiên, tỷ lệ tăng cục máu đông sẽ cao hơn khi bệnh nhân hút thuốc lá và bệnh nhân trên 35 tuổi. Vì lý do này, bác sĩ thường không cho uống thuốc ngừa thai nếu bệnh nhân nữ hút thuốc lá và có tuổi. Tác dụng phụ khác là tăng rủi ro bệnh tim mạch như nhồi máu cơ tim, đặc biệt rủi ro này tăng cao khi kèm theo hút thuốc lá, bệnh tiểu đường và các bệnh nền khác.

Dùng thuốc ngừa thai cũng có thể tăng rủi ro ung thư vú, dù tỷ lệ tăng gần như không đáng kể (RR = 1,08, 95% CI 1,00-1,17), tỷ lệ tăng cao khi dùng nhiều thuốc ngừa thai. Thuốc ngừa thai cũng có thể tăng rủi ro ung thư cổ tử cung trong khi đó thì cũng thuốc ngừa thai có thể giảm rủi ro một số loại ung thư khác như ung thư buồng trứng, ung thư ruột và ung thư niêm mạc tử cung.[1]

Chính vì các tác dụng phụ trên mà bệnh nhân nên thảo luận kỹ với bác sĩ trước khi dùng thuốc ngừa thai, thời gian dùng và các biện pháp kết hợp trị mụn khác.

DÙNG THUỐC NGỪA THAI CẦN THỜI GIAN VÀ KIÊN NHẪN

Các nghiên cứu chỉ ra sau 3-6 tháng dùng thuốc liên tục thì thuốc mới có tác dụng vì mỗi chu kỳ kinh nguyệt là 1 tháng và da mặt cần ít nhất 1-2 tháng để tái tạo lớp da mới. Vì lý do này, nhiều bệnh nhân sau 1-2 tháng dùng thuốc ngừa thai mà không thấy tác dụng chữa trị mụn đã ngưng sử dụng. Trong lúc chờ đợi thuốc ngừa thai có tác dụng, bác sĩ có thể kê các loại thuốc xức hay kháng sinh để hạn chế mụn.

---

[1] https://www.cancer.org/latest-news/birth-control-cancer-which-methods-raise-lower-risk.html

CÓ THỂ DÙNG THUỐC HẠN CHẾ HORMONE NAM KHÁC THAY THẾ NGỪA THAI?

Spironolactone được xem là một cách khác giảm hormone nam nếu bệnh nhân không muốn dùng thuốc ngừa thai. Thuốc này hạn chế tác dụng của hormone androgen bằng cách cạnh tranh và ức chế tương tác giữa testosterone và dihydrotestosterone và thụ thể hormone nam androgen trên da. Liều dùng của Spironolactone là 50-100mg/ngày. Một nghiên cứu tổng hợp từ 10 nghiên cứu cho thấy phần lớn bệnh nhân cải thiện mụn khi dùng thuốc này[1]. Lưu ý là FDA không chấp thuận dùng Spironolactone trong chữa trị mụn.

---

1 https://www.ncbi.nlm.nih.gov/pmc/articles/PMC5360829/

11 Uống thuốc trị mụn bừa bãi có thể gây quái thai

CÓ NHIỀU BẠN NỮ HỎI TÔI về thuốc Acnotin trị mụn mà bạn mới vừa mua về dùng. Khi hỏi thêm mới biết bạn ấy không hề biết thuốc trị mụn này có thể gây những nguy hiểm cho sức khỏe sinh sản.

Ở đây tôi sẽ giải thích rõ sự nguy hiểm và tác dụng của thuốc trị mụn đặc hiệu Isotretinoin (hay còn gọi là Acnotin tại Việt Nam, hay Claravis, Amnesteem, Absorica, Myorisan, Zenatane, Sotret, Accutane tại Mỹ).

Mụn là bệnh thường gặp ở tuổi thanh niên, có đến 85% dân số Mỹ từng mắc, và họ tiêu tốn khoảng 2 tỷ đô la mỗi năm cho điều trị. Mụn phát sinh do sự mất cân bằng giữa tuyến bã nhờn, viêm và nhiễm trùng vi khuẩn P. Acne. Tuy nhiên, chữa trị mụn không hề đơn giản, bao gồm: chế độ ăn uống, thuốc bôi, thuốc trụ sinh, thuốc Isotretinoin và Laser. Chữa mụn bắt đầu bằng việc chẩn đoán đúng giai đoạn mụn (viêm, nhiễm, sẹo, hay hỗn hợp), kiểm tra bệnh lý khác (nội tiết, nội khoa), và thay đổi chế độ chăm sóc da (dùng đúng sữa rửa mặt, nước tẩy trắng, hay nước hoa hồng).

ISOTRETINOIN LÀ GÌ?

Đây là loại thuốc đặc trị mụn, họ Vitamin A, dành cho trường hợp bệnh nhân mắc mụn nặng, mụn khó trị, mụn mủ hay mụn sẹo. Isotretinoin thường dùng sau khi kem trị mụn và thuốc trụ sinh không có tác dụng. Các nghiên cứu cho thấy Isotretinoin cho kết quả khả quan sau 2 đến 3 tháng điều trị. Viện Hàn lâm Da liễu Hoa Kỳ (ADA) chấp thuận dùng Isotretinoin chữa trị mụn khó, sau khi đã thử các trị liệu khác.[1] Cho đến nay, các bác sĩ vẫn chưa tìm ra nguyên lý khiến Isotretinoin chữa trị mụn hiệu quả, chúng ta chỉ biết thuốc này giảm độ viêm của da, từ đó giảm độ ảnh hưởng của vi trùng và chất nhờn.

Tuy nhiên, Isotretinoin có những tác dụng cực kỳ nguy hiểm như gây ra quái thai nếu bệnh nhân mang thai. Tác dụng phụ nguy hiểm khác gồm tăng rủi ro tự tử và trầm cảm. Ngoài ra Isotretinoin còn có thể gây khô da, làm tăng men gan và làm nặng thêm các bệnh mãn tính. Bệnh nhân cũng không nên uống rượu bia trong quá trình dùng thuốc. Nói cách khác, bệnh nhân dùng Isotretinoin phải có sự theo dõi chặt chẽ của bác sĩ chuyên khoa.

Hãng dược Roche phát triển Isotretinoin vào năm 1982 dựa trên nghiên cứu giảm viêm và giảm nhờn trên bệnh nhân với Vitamin A liều cao. Những năm sau đó, các nghiên cứu của FDA đặt Isotretinoin vào loại X (gây nguy hại với thai nhi) nếu bệnh nhân dùng.

Isotretinoin tại Mỹ được kiểm soát rất chặt chẽ thông qua chương trình iPledge.[2] Chỉ có bác sĩ, dược sĩ và nhà thuốc chuyên khoa mới được kê toa và bốc toa. Bệnh nhân bắt buộc phải gặp bác sĩ hằng tháng, dùng ít nhất hai phương pháp tránh thai (thường là thuốc tránh thai và bao cao su), xét nghiệm máu bình thường thì mới được cho thuốc. Isotretinoin cũng khá đắt tiền.

---

1 https://www.aad.org/practicecenter/quality/clinical-guidelines/acne/isotretinoin

2 https://www.ipledgeprogram.com/

KHÔNG NÊN HIẾN MÁU KHI ĐANG DÙNG ISOTRETINOIN

Do thuốc có thể ở trong cơ thể một vài tuần sau khi dùng, bệnh nhân được khuyên không nên hiến máu nếu đang uống Isotretinoin (vì thai phụ có thể được truyền máu nhiễm thuốc).

TẠI VIỆT NAM BỆNH NHÂN NÊN LÀM GÌ?

Bạn nên gặp chuyên khoa da liễu để được hướng dẫn và theo dõi phù hợp. Việt Nam là một trong những quốc gia có tỷ lệ nạo phá thai cao nhất thế giới (gần 40% tổng số ca).[1] Với khả năng mua thuốc Isotretinoin dễ dàng, khả năng bệnh nhân có quái thai khi trị mụn có thể là rất cao. Do chưa có chương trình kiểm soát thuốc như iPledge, bệnh nhân nữ (và nam) cần phải hiểu rõ tác dụng phụ nguy hiểm của thuốc này.

---

1 https://www.aljazeera.com/indepth/features/2014/08/vietnam-tackles-high-abortion-rates-2014827131119357230.html

12 Khi nào nên mổ thay khớp gối

ĐAU KHỚP GỐI DO viêm thoái hóa khớp là bệnh thường xảy ra ở người lớn tuổi. Lý do là phần sụn giữa hai xương ở khớp gối mòn đi bởi áp lực, dẫn đến xương đụng xương, gây ra cơn đau khi đi đứng hay vận động.

Khi thăm khám, bác sĩ có thể sẽ đề cập đến phẫu thuật thay khớp (Total Knee Arthroplasty – TKA) như một phương pháp chữa dứt đau khớp hoàn toàn. Tại Mỹ, có khoảng 1 triệu ca thay khớp hằng năm và dự đoán sẽ tiếp tục tăng do ngày càng có nhiều bệnh nhân lớn tuổi mắc bệnh viêm khớp do thoái hóa.

KHI NÀO CHÚNG TA THẬT SỰ CẦN PHẢI MỔ THAY KHỚP GỐI?

Dưới đây là 7 điểm quan trọng báo hiệu có thể bạn cần thay khớp gối:

1. Cơn đau dài liên tục không giảm cho dù đã uống thuốc cấp độ mạnh và đã chữa với các biện pháp không can thiệp.

   Khi bạn dùng hết các loại thuốc, tiêm thuốc steroid vào khớp, tập vật lý trị liệu một thời gian mà cơn đau không hề giảm thì đây là lúc nên nghĩ đến phẫu thuật. Nên nhớ là có rất nhiều thuốc giảm đau (uống, NSAID, APAP, Opiod, SSRI, hay xức), nhiều cách tập vật lý trị liệu, và nhiều cách tiêm.

2. Khi viêm khớp gối làm ảnh hưởng đến cuộc sống của bạn.

   Viêm khớp làm bạn ngủ không được, không thể làm việc, hoặc uống thuốc có quá nhiều tác dụng phụ thì bạn nên nghĩ đến việc thay khớp gối.

3. Khớp gối của bạn liên tục sưng và cứng.

   Đây là dấu hiệu viêm sưng do sụn mất đi, dẫn đến xương cọ lên xương, dần dần làm khớp cứng và xơ. Mặc dù cơn đau có thể không nhiều nhưng thay khớp sớm có thể phục hồi chức năng tốt hơn và các khớp lân cận (khớp háng hay chân) sẽ không bị ảnh hưởng.

4. Khi bị tổn thương khớp.

   Nếu bạn bị tai nạn hay có những dị tật bẩm sinh làm viêm khớp gối, thay thế khớp có thể là một lựa chọn tốt vì nó sẽ giúp khớp mau lành và mau phục hồi chức năng ban đầu.

5. Khớp gối đau ngay cả khi ngồi nghỉ.

   Dấu hiệu này cho thấy các tổn thương và dây thần kinh đã khá trầm trọng. Phần lớn khớp gối sẽ đau khi bạn vận động và giảm đau khi bạn ngưng vận động.

6. Khi chân bạn bị cong ra ngoài.

   Điều này cho thấy chân bạn đang bị tổn thương sụn khá nặng (có thể là một bên), dẫn đến cấu trúc và hình dáng chân thay đổi. Thay khớp gối trong trường hợp này có thể phục hồi nhanh tổn thương. Nếu để quá lâu sẽ ảnh hưởng đến các khớp khác như khớp háng hay khớp chân.

7. Khi bạn muốn chạy nhảy liên tục.

   Các khớp nhân tạo có thể sử dụng trong 15-25 năm. Nếu bạn là người thích chạy thường xuyên, đi bộ, và đau khớp khiến bạn phải giảm bớt các hoạt động này thì thay khớp có thể là một lựa chọn tốt.

QUY TRÌNH THAY KHỚP GỐI CẦN SỰ PHỐI HỢP CỦA NHIỀU BÁC SĨ

Các nghiên cứu cho thấy nhiều bác sĩ chuyên khoa cùng chăm sóc sẽ giúp bệnh nhân mau phục hồi và giảm đau.[1] Chăm sóc bệnh nhân đau khớp bắt đầu từ giảm cân, kiểm soát tốt các bệnh tim mạch và bệnh mãn tính, giảm đau, cho đến chăm sóc trong khi mổ, phục hồi chức năng, vật lý trị liệu và theo dõi sau khi mổ. Quy trình này do một nhóm các bác sĩ chuyên khoa khác nhau, bắt đầu từ bác sĩ gia đình, đến bác sĩ gây mê, phẫu thuật chỉnh hình, chuyên viên vật lý trị liệu, bác sĩ phục hồi chức năng, và chuyên viên dinh dưỡng cùng đảm nhiệm các công việc chữa trị cho bệnh nhân.

Cơn đau của bạn cần được kiểm soát hoàn toàn khi phẫu thuật. Các lựa chọn gồm gây mê toàn thân hoặc gây mê vùng, hoặc cả hai phương pháp kết hợp. Bác sĩ phẫu thuật và bác sĩ gây mê sẽ thảo luận với bạn các lựa chọn tốt nhất dựa vào bệnh lý, bệnh sử và tình trạng sức khỏe của bạn.[2]

RỦI RO KHI THAY KHỚP GỐI

Khi gây mê có thể sẽ có những rủi ro nhất định như nhức đầu, chóng mặt, đau họng (do đặt ống nội khí quản), lên cơn đau tim hay đột quỵ (rất hiếm xảy ra).

Những rủi ro khác khi phẫu thuật gồm nhiễm trùng, chảy máu, bị cục máu đông, đau nhức, dị ứng

---

[1] https://www.ncbi.nlm.nih.gov/pmc/articles/PMC5790068/

[2] https://www.asra.com/page/145

thuốc, khớp nhân tạo bị hư, sưng khớp sau khi mổ.[1] Bạn hãy thảo luận kỹ với bác sĩ phẫu thuật và bác sĩ gây mê để biết thêm về các rủi ro có thể xảy ra.

CHỤP HÌNH ẢNH CHO THẤY KHỚP GỐI KHÔNG CÒN SỤN THÌ CÓ NÊN THAY KHỚP?

Câu trả lời còn tùy vào việc bạn có bị đau hay không. Cơn đau do khớp có kiểm soát không, có bị ảnh hưởng đến cuộc sống hay không và có thuộc vào trường hợp nào nên thay như đã nói ở trên. Nếu chỉ có tổn thương sụn thì không nhất định phải thay khớp gối.

TÔI NÊN NGHE LỜI AI?

Trong trường hợp bác sĩ mổ nói nên thay khớp nhưng bác sĩ nội khoa lại cho rằng không nên thì bạn nên thảo luận kỹ với các bác sĩ để cùng ra quyết định. Thông thường, nếu bạn không mắc 7 điểm cần thay khớp ở trên thì lời khuyên của tôi là không nên thay khớp. Thay vào đó, tiếp tục các phương pháp không can thiệp để chữa bệnh viêm khớp do thoái hóa.

---

[1] https://www.medicalnewstoday.com/articles/310636.php#risks

13 Đau lưng có cần phải phẫu thuật?

BỆNH ĐAU LƯNG ảnh hưởng đến nhiều người ở nhiều lứa tuổi, nhưng chủ yếu rơi vào người trung niên và lớn tuổi. Có khoảng 60 triệu người Mỹ bị đau lưng, nghĩa là cứ 5 người sẽ có một người bị đau lưng.

Hầu như tất cả các chứng bệnh đau lưng đều không cần phải phẫu thuật. Phần lớn chứng bệnh này có thể điều trị bằng thuốc, điều trị thông qua tập vật lý trị liệu, hay các biện pháp chữa trị không xâm lấn khác.

Theo thống kê, ít hơn 5% chứng đau lưng thật sự phải phẫu thuật, và trong những người đã phẫu thuật do bệnh này đều có tỷ lệ thành công khác nhau. Cũng theo thống kê cho thấy, 20% bệnh nhân đã phẫu thuật chữa trị đau lưng thì trong 10 năm sau phải phẫu thuật thêm lần nữa mà bệnh vẫn không thuyên giảm.

Điểm quan trọng nhất khi phẫu thuật để chữa trị đau lưng là chẩn đoán phải đúng. Nếu chẩn đoán sai thì bệnh đau lưng chẳng những không hết mà sức khỏe bệnh nhân còn bị ảnh hưởng do tác dụng của thuốc gây mê và các biến chứng khác.

Có đến 30% bệnh nhân không có triệu chứng đau lưng nhưng có các thay đổi thoái hóa xương cột sống thông qua chẩn đoán hình ảnh. Con số này tăng dần đến 90% với bệnh nhân khoảng 80 tuổi. Nói cách khác, nếu bệnh nhân không bị đau lưng thì chúng ta không cần phải chẩn đoán hình ảnh vì chưa chắc những gì chúng ta thấy trên CT và MRI có thể gây ra đau lưng.

Một ca phẫu thuật chữa trị đau lưng thường rất tốn kém, (ở Mỹ) chưa kể các chi phí khác như phục hồi chức năng hay vật lý trị liệu.

NHỮNG TRƯỜNG HỢP ĐAU LƯNG CẦN PHẢI PHẪU THUẬT BAO GỒM:

- Tổn thương cấp tính và mãn tính dây thần kinh tuỷ sống khiến liệt và yếu tay chân, tê hay mất cảm giác tay chân và đau.
- Nhiễm trùng do vi khuẩn và các bệnh khác liên quan đến dây thần kinh tủy sống.
- Gãy xương do ngã hay chịu các tổn thương vật lý khác đến sống lưng.

Nói tóm lại, nếu bạn bị đau lưng hãy đến phòng khám, bệnh viện để được kiểm tra. Tốt nhất bạn nên gặp bác sĩ chuyên khoa về đau lưng và thử kiên nhẫn dùng thuốc, tập vật lý trị liệu, trước khi nghĩ đến giải pháp phẫu thuật.

14 Cấp cứu bệnh động kinh - không đưa tay vào miệng

TRONG BẤT KỲ TÌNH HUỐNG cấp cứu nào ở nơi công cộng, bảo vệ đường thở (hô hấp) là điều cần làm đầu tiên vì não chúng ta không nhận được oxy trong một vài phút sẽ chết. Đưa bất kỳ dị vật nào vào đường thở có thể làm nghẹt thở và tổn thương não.

TẠI SAO CHÚNG TA BỊ ĐỘNG KINH?

Não chúng ta có hàng tỷ tế bào kết nối với nhau như mạng lưới điện. Mỗi ngày có hàng trăm ngàn tỷ thông tin đi qua lại các kênh này để cơ thể vận động mà không bị trục trặc, rủi ro. Chẳng may vì lý do nào đó, một trong những "dây điện" này bị chập, bị nứt vỏ, hay có khối u cản đường (bị khối u trong não hay phẫu thuật), thì hệ thống không hoạt động nữa. Các tín hiệu điện bắt đầu gửi loạn xạ và chúng ta bị lên cơn động kinh. Đó là lý do vì sao chúng ta thường bị động kinh khi có khối u não, bệnh lý về não (đột quỵ), sau khi phẫu thuật, thiếu muối hay chất điện phân v.v...

Điều kỳ diệu là khi động kinh xảy ra, cơ thể chúng ta lập tức tìm cách giảm thiểu các tín hiệu và tìm cách đưa về tình trạng ban đầu. Thường thì động kinh chỉ kéo dài vài phút là vậy. Động kinh kéo dài lâu (hay lần đầu tiên) cho thấy cơ thể chúng ta không tự ổn định được các tín hiệu, nghĩa là các bệnh lý đang tiến triển nguy hiểm.

CỨU NGƯỜI BỊ CO GIẬT (ĐỘNG KINH) NHƯ THẾ NÀO?

- Bình tĩnh quan sát bệnh nhân và xung quanh để chắc rằng mọi thứ an toàn rồi mới bắt đầu giúp đỡ.
- Để bệnh nhân nằm yên một chỗ, kê nệm gối (để bảo vệ cột sống cổ) nới lỏng quần áo, đừng đưa bất kỳ vật gì vào miệng. Không nên bế hay ôm chặt người bệnh.
- Tính giờ, nếu bệnh nhân động kinh lâu hơn 5 phút thì gọi xe cấp cứu. Nếu đây là lần đầu tiên bệnh nhân bị động kinh, bạn hãy gọi xe cấp cứu ngay lập tức.
- Nói chuyện và ở bên cạnh bệnh nhân sau cơn động kinh.

CẦN ĐƯA CHƯƠNG TRÌNH SƠ CỨU VÀO TRƯỜNG HỌC

Năm 2011, một bệnh nhân bị nhồi máu cơ tim ở Minnesota may mắn sống được do hơn 20 người qua đường làm xoa bóp tim phổi ngoài lồng ngực (CPR) gần 2 tiếng trước khi có xe cấp cứu đến.[1] Nếu người qua đường không biết cách sơ cứu thì người này đã chết từ lâu.

Thống kê cho thấy số lượng người bị bệnh động kinh tại Việt Nam cao gấp 4 lần so với thế giới.[2] Hiểu biết về sơ cứu khi thấy bệnh nhân động kinh sẽ giúp được nhiều người, tránh tình trạng đáng tiếc xảy ra với bệnh nhân.

---

1 https://abcnews.go.com/Health/96-minute-cpr-marathon-saves-minnesota-mans-life/story?id=13048099

2 https://vietnamnet.vn/khoahoc/suckhoe/2005/11/516779/

15 Ngáy và các dấu hiệu nguy hiểm

NGÁY LÀ TRIỆU CHỨNG hầu như ai cũng có một lần trong đời. Khi chúng ta ngủ, hầu hết các cơ bắp trong người thả lỏng, kể cả các nhóm cơ ở vòm họng, cộng với tư thế ngủ không đúng, đường thở khi ngủ của chúng ta có thể trở nên rất hẹp.

Ngáy là do không khí thổi qua một khe hẹp với các cơ vòm họng thả lỏng, khiến cho các màng cơ này rung, tạo ra tiếng ngáy. Tùy vào tình huống, ngáy có thể là bình thường hoặc có thể là triệu chứng bệnh nguy hiểm. Chúng ta không nên xem thường cơn ngáy, cần phải tìm hiểu vì sao chúng ta ngáy.

NGÁY BÌNH THƯỜNG, KHI THỨC DẬY THẤY KHỎE MẠNH

Người có cấu trúc vòm họng khác thường như khe một bên mũi hẹp hay cục amidan to cũng có thể ngáy khi ngủ, nhưng khi thức dậy thì không thấy mệt mỏi hay các triệu chứng khác. Điều này chỉ ra dù ngáy to nhưng chúng ta vẫn ngủ tốt và các cơ quan khác vẫn hoạt động bình thường.

Khi uống rượu sẽ làm thư giãn cơ bắp, khiến cho người bình thường ngủ không ngáy có thể ngáy khi say xỉn. Khi thức dậy và tỉnh rượu thì người khỏe mạnh sẽ hết ngáy.

Ngáy cũng do làm việc mệt mỏi và ngủ sai tư thế. Nhiều người làm việc cật lực nên khi nằm xuống đã ngủ ngay và tư thế nằm nghiêng một bên, nằm ngửa cổ, nằm vẹo v.v... khiến đường thở bị hẹp dẫn đến ngáy.

NGÁY LIÊN QUAN ĐẾN BỆNH

Ví dụ như chứng ngưng thở khi ngủ (OSA), nếu bạn có các triệu chứng bên dưới kèm theo cơn ngáy, rất có thể đây không chỉ là ngáy bình thường.

- Mệt mỏi, hay nhức đầu khi thức dậy cho thấy bạn ngủ không đủ.
- Tăng cân, dấu hiệu nguy hiểm cho thấy có thể bạn mắc chứng ngưng thở khi ngủ.
- Mất khả năng tập trung, dấu hiệu khác cho thấy bạn ngủ chưa đủ.
- Đau cổ họng khi thức dậy, cho thấy vòm họng khô, miệng há quá to, thiếu nước trước khi ngủ.
- Co giật tay chân khi ngủ.
- Cao huyết áp sau ngáy một thời gian cho thấy bạn có thể mắc chứng ngưng thở khi ngủ.
- Ngủ trưa, muốn ngủ ngày, buồn ngủ mọi lúc cho thấy bạn thiếu ngủ trầm trọng.
- Nghẹt thở hay đau thắt ngực khi ngáy.
- Ngủ mớ hay mộng du là những bệnh tâm thần có thể liên quan đến ngáy.

CHẨN ĐOÁN BỆNH NGÁY VÀ NGƯNG THỞ KHI NGỦ

Bạn sẽ được bác sĩ hỏi các câu hỏi về giấc ngủ, đời sống và các triệu chứng nói trên. Những câu hỏi liên quan đến tiếng ngáy, cường độ ngáy, tần suất, cũng như các thói quen khác của bạn. Vì vậy, bạn nên có người thân ở gần mình (khi ngủ) đi khám bệnh cùng để chia sẻ bệnh sử tốt hơn.

Do bệnh ngưng thở khi ngủ là một bệnh nguy hiểm liên quan đến ngáy, bệnh này cần được chẩn đoán kịp thời vì kéo dài sẽ dễ dẫn đến đột quỵ, trụy tim và các bệnh nguy hiểm khác. Bệnh ngưng thở khi ngủ xảy ra khi bệnh nhân ngáy to, sau đó giảm dần và ngưng thở trong một thời gian ngắn, sau đó bệnh nhân thở dốc (do thiếu oxy) và tiếp tục ngáy. Nhiều trường hợp bệnh nhân đột ngột tỉnh dậy, thở hổn hển, đổ mồ hôi, rồi ngủ tiếp và ngáy.

Bác sĩ có thể sẽ xét nghiệm lab, chụp hình CT cổ và các hình ảnh khác để tìm ra lý do ngáy.

Bạn có thể gặp bác sĩ chuyên khoa giấc ngủ để chẩn đoán và làm xét nghiệm giấc ngủ. Bạn sẽ đến phòng lab, ngủ lại và bác sĩ sẽ theo dõi tình trạng thở, điện não đồ của bạn để chẩn đoán ngưng thở khi ngủ hoặc các bệnh giấc ngủ khác.

AI DỄ BỊ NGÁY?

- Đàn ông.
- Người béo phì và cổ to.
- Người có đường thở hẹp (có thể do bẩm sinh, tai nạn, hay bệnh v.v.).
- Người uống rượu bia thường xuyên.
- Người có tiền sử bệnh ngáy từ gia đình.

BIẾN CHỨNG NGUY HIỂM CỦA NGÁY

- Giảm khả năng tập trung, làm việc kém hiệu quả.
- Tính tình bực bội và thay đổi tâm tính.
- Cao huyết áp, đột quỵ, bệnh tim mạch.
- Tăng rủi ro các bệnh tâm thần.
- Tăng nguy cơ tai nạn xe khi lái.

CHỮA TRỊ NGÁY VÀ CHỨNG NGƯNG THỞ KHI NGỦ (OSA)

Ngáy cần được chẩn đoán lý do chính xác mới có thể chữa trị. Nếu ngáy bình thường và khỏe mạnh khi thức dậy, không có các bệnh mãn tính khác thì chỉ cần chữa trị theo dõi, đổi tư thế ngủ. Ngáy do ngưng thở khi ngủ hay bệnh tâm lý, tâm thần và các bệnh thần kinh khác cần phải được chẩn đoán và chữa trị bởi bác sĩ chuyên khoa.

- Chữa trị ngáy bắt đầu bằng giảm cân, tập thể dục và tập ngủ tư thế phù hợp (có thể nằm sấp) hay dùng gối để cho đường thở thông thoáng hơn.
- Chữa các lý do nghẽn đường thở như chữa trị viêm xoang/viêm họng. Tránh uống rượu trước khi ngủ.
- Bác sĩ có thể cho bạn dùng mặt nạ thở khi ngủ (CPAP) để thổi hơi vào, tránh nghẹt và ngưng thở khi ngủ.
- Đeo miếng làm hở đường thở để giúp thở tốt hơn khi ngủ.
- Phẫu thuật là biện pháp cần thiết nếu bệnh nhân cần làm rộng đường thở. Thường là kỹ thuật uvulopalatopharyngoplasty (UPPP) hay maxillomandibular advancement (MMA) kéo cằm ra trước, mở rộng đường thở.
- Laser cũng được dùng để chữa ngáy bằng cách đốt nóng làm teo các cơ vòm họng.
- Kỹ thuật khác gồm kích thích dây thần kinh hypoglossal nerve stimulation để kéo lưỡi về phía trước, mở rộng đường thở khi ngủ.

16 Sạn thận chữa trị thế nào?

SẠN THẬN (SỎI THẬN) LÀ khi các chất khoáng trong nước tiểu lắng lại ở thận hay bọng đái thành những tinh thể rắn, thường là do lượng nước tiểu giảm hoặc nồng độ chất khoáng tăng cao (hoặc cả hai).

Kích cỡ sạn thận từ vài milimet đến vài centimet. Sạn thận kích cỡ nhỏ (dưới 5mm) thường được đào thải ra ngoài khi đi tiểu. Tuy nhiên, với kích cỡ lớn (trên 1cm) thì việc di chuyển cọ xát sẽ gây đau, viêm, thậm chí nhiễm trùng. Bệnh sạn thận là do những biến chứng của sạn thận gây ra như đau nhức hay viêm nhiễm.

Có ba loại sạn thận thường gặp nhất là canxi oxalat (nhiều nhất), canxi phosphate và acid uric (là loại liên quan đến bệnh gút). Hai loại sạn còn lại ít gặp hơn là struvite và cystine.

VÌ SAO CHÚNG TA BỊ SẠN THẬN?

Có nhiều lý do khiến chúng ta bị sạn thận gồm chế độ ăn uống (ít nước), tăng cân, uống thuốc, thậm chí một số thực phẩm chức năng có thể tăng rủi ro bị sạn thận.

Khi nước tiểu tạo ra ít đi (do chúng ta uống ít nước, hoặc bị bệnh khiến độ lọc thận giảm). Dùng thuốc kháng sinh lâu dài (như họ sulfa, cephalosporin) cũng có thể tăng rủi ro sạn thận, theo một nghiên cứu từ bệnh viện đại học Upenn.[1] Thói quen ăn mặn, nhiều dầu mỡ cũng làm tăng rủi ro sạn thận.[2] Đặc biệt, ăn uống ít canxi có thể tăng rủi ro bị sạn thận.[3] Lưu ý là uống canxi bổ sung (dạng viên hay thực phẩm chức năng) cũng sẽ làm tăng rủi ro sạn thận.

Các thói quen nguy hiểm khác như nhịn tiểu (do công việc), nhịn ăn sáng, thậm chí mất ngủ kéo dài cũng có thể tăng rủi ro sạn thận.

Nam thường bị sạn thận nhiều hơn nữ. Một người nam trong đời sẽ có 19% rủi ro bị sạn thận so với 9% ở nữ.

CÁC TRIỆU CHỨNG THƯỜNG GẶP Ở BỆNH SẠN THẬN

- Đau lưng bên hông, đau bụng từng cơn và đi tiểu ra máu.
- Đau buốt khi đi tiểu.
- Đi tiểu nặng mùi.
- Tiểu són hay tiểu nhỏ giọt.
- Cảm giác đau bụng, muốn mửa, buồn nôn.
- Cảm giác ớn lạnh.

Những triệu chứng bệnh do sạn thận chủ yếu là do viên sỏi (sạn), một hay nhiều viên, di chuyển từ thận xuống ống dẫn nước tiểu, bọng đái, rồi đi ra ngoài.

---

[1] https://www.ncbi.nlm.nih.gov/pmc/articles/PMC6054354/
[2] https://www.ncbi.nlm.nih.gov/pmc/articles/PMC7146511/
[3] https://www.ncbi.nlm.nih.gov/pmc/articles/PMC4708574/

Khi sỏi đi từ thận đến bọng đái, viên sỏi cọ xát vào thành ống niệu đạo, gây ra đau, viêm. Đôi khi sỏi còn làm tắc nghẽn ống, ứ nước tiểu, hoặc nhiễm trùng đường tiết niệu. Khi viên sỏi làm đau ống niệu đạo cũng làm ảnh hưởng dây thần kinh và ruột trong bụng, gây ra các triệu chứng đau bụng, ói mửa, ớn lạnh.

Khi viên sỏi thận đi từ bọng đái ra ngoài, gây ra đau, khó chịu khi tiểu, hoặc trầy xước vào thành ống dẫn tiểu làm chảy máu và đi tiểu ra máu.

CHẨN ĐOÁN BỆNH SẠN THẬN

Bác sĩ sẽ thăm khám vùng bụng, xét nghiệm máu, nước tiểu và dùng XR hay chụp CT để tìm thấy hạt sạn thận. Độ nhạy của chụp CT khi tìm sạn thận là 95% với sạn trên 3mm.[1] Vì vậy, nhiều phòng cấp cứu dùng CT như cách đầu tiên tìm sạn thận mặc dù rủi ro phóng xạ có thể tăng nếu bệnh nhân còn trẻ hoặc phụ nữ mang thai. Ngoài ra, siêu âm cũng có thể tìm thấy sạn thận.

Nếu bệnh nhân đi tiểu ra viên sỏi, bác sĩ có thể sẽ giữ lại viên sỏi để phân tích thành phần và có thể giúp ích trong chữa trị và phòng ngừa sau này.

CHỮA TRỊ BỆNH SẠN THẬN

Uống nhiều nước, giảm đau bằng thuốc kháng viêm (NSAID), kết hợp với các thuốc làm thả lỏng cơ co bóp cơ bắp (Alpha blocker), tăng khả năng đào thải sạn, là cách chữa trị hiệu quả để viên sạn từ từ được đào thải ra ngoài. Trong nhiều trường hợp, bệnh nhân có thể uống các thuốc trên kèm với kháng sinh chữa trị nhiễm trùng. Với những viên sạn thận kích

[1] https://www.ncbi.nlm.nih.gov/pmc/articles/PMC5443345/

cỡ dưới 5mm, khả năng cơ thể tự đào thải ra ngoài lên đến 90%[1]

Với những viên sạn thận lớn hơn, có thể dùng phương pháp siêu âm tán sỏi thành những viên nhỏ hơn và để từ từ đào thải ra ngoài. Với những viên rất to và gây tắc nghẽn, nhiễm trùng, bệnh nhân có thể cần được mổ.

BỆNH SỎI THẬN CÓ THỂ BỊ NHẦM LẪN VỚI CÁC BỆNH KHÁC

Do bệnh ở vùng bụng có nhiều điểm chung (như đau bụng, đau lưng, ói mửa) nên bệnh sỏi thận dễ bị chẩn đoán nhầm với các bệnh khác, dẫn đến chữa trị sai. Vì vậy, bạn nhớ nói rõ với bác sĩ về lối sống của mình và các bệnh sử khác liên quan (như bệnh về dạ dày, ruột hoặc tim mạch) giúp các bác sĩ chẩn đoán chính xác hơn.

KHI NÀO NÊN GẶP BÁC SĨ?

Bất kỳ triệu chứng nào trong số các triệu chứng trên hoặc các triệu chứng khó chịu khác khi gặp phải, bạn cần đến khám bác sĩ ngay. Bệnh sạn thận cần phải được chẩn đoán đúng, chữa trị kịp thời. Nếu không chữa về lâu dài sẽ làm hư thận, viêm nhiễm trùng ngược hư cầu thận, thậm chí phải chạy thận nhân tạo.

CHẾ ĐỘ ĂN UỐNG ĐỂ TRÁNH SẠN THẬN[2]

- Uống nước thường xuyên, nhất là với những người làm việc văn phòng, phải ngồi một chỗ lâu.

---

[1] https://www.webmd.com/kidney-stones/ss/slideshow-kidney-stones-overview

[2] https://www.health.harvard.edu/blog/5-steps-for-preventing-kidney-stones-201310046721

Tập thể dục thường xuyên giúp máu huyết lưu thông, khả năng lọc thận tăng, giảm rủi ro bị sạn thận.

- Ăn uống có kèm chất canxi như uống sữa hay ăn phô mai.
- Hạn chế uống chất bổ sung canxi (như thực phẩm chức năng) vì uống canxi loại này dễ tăng rủi ro sạn thận.
- Giảm ăn mặn bằng cách hạn chế muối trong thức ăn.
- Hạn chế các chất có nhiều đạm như thịt bò hay đồ biển.

17 11 dấu hiệu nguy hiểm của bệnh tim mạch, phổi và thận

TIM, PHỔI VÀ THẬN LÀ ba cơ quan có tầm quan trọng sống còn trong cơ thể, thiếu một trong ba cơ quan này, chúng ta đều không sống được. Tim là máy bơm máu khắp cơ thể, thận là máy lọc máu và phổi là máy lọc không khí, đưa oxygen vào và lấy chất thải CO2 từ máu ra. Ba cơ quan này làm việc chung với nhau nên nếu một trong ba máy bị hư hỏng sẽ làm hai máy còn lại không thể hoạt động trơn tru.

Các triệu chứng dưới đây có thể do ảnh hưởng của hai hay ba cơ quan cùng lúc, không chỉ do một cơ quan.

1. ĐAU TỨC NGỰC

Cảm giác như có vật đè lên ngực, gây khó chịu như có ai đó ngồi lên ngực mình. Cơn đau thắt ngực phần dưới xương ngực, có thể lan ra phía sau lưng, kèm theo đau cánh tay. Thường những cơn đau và khó chịu này xảy ra khi chúng ta cố làm việc nặng nhọc, căng thẳng thần kinh, stress, nhưng cũng có thể xảy ra lúc chúng ta nằm nghỉ ngơi.

Cơn đau này kéo dài vài phút và sau đó hết hẳn khiến nhiều người bỏ qua vì nghĩ mình đã khỏi bệnh. Thực tế, những cơn đau này có thể là dấu hiệu cảnh báo tim bạn đang mệt, có những động mạch bị nghẽn do không đủ oxy vào tim.

2. KHÓ THỞ

Khó thở khiến chúng ta cảm thấy luôn phải hít thêm hơi thở, thở gấp và mệt thường xuyên. Khó thở có nhiều lý do, nhưng hai lý do thường gặp là bệnh về tim và phổi, nhất là suy tim. Cảm giác khó thở ngay cả khi ngồi yên là một dấu hiệu nguy hiểm. Người mắc cũng cảm giác như có ai đó ngồi lên ngực mình, ép mình khó thở. Các bệnh gây khó thở sẽ càng trầm trọng hơn nếu bạn hút thuốc lá.

3. SƯNG CHÂN HAY SƯNG MẶT

Bạn ngủ dậy thấy mặt bị căng, to hơn, mí mắt phù, bàn chân, cổ chân sưng to. Đây có thể là những dấu hiệu nguy hiểm của bệnh tim mạch như suy tim hoặc bệnh thận. Thường tim chúng ta bơm máu và nhận máu đầy đủ. Khi tim yếu đi, không bơm máu được và cũng không nhận máu đủ, máu tích tụ ở dưới chân hay các vùng tĩnh mạch khiến chân sưng lên. Các bệnh khác về mạch máu của chân cũng có thể làm cổ chân của bạn sưng lên.

4. MỆT MỎI HOẶC KIỆT SỨC

Mệt mỏi là thấy trong người luôn mệt mặc dù không làm gì, trong khi kiệt sức là thấy yếu đi khi chỉ mới bắt đầu làm việc. Hai triệu chứng này có thể là từ bệnh tim hoặc phổi, và đôi khi cả thận. Thường khi tim yếu hay phổi có vấn đề, máu sẽ không đến não thường xuyên và không có đầy đủ oxygen, dẫn đến thiếu máu, mệt mỏi. Bệnh thận mãn tính cũng làm bạn mệt mỏi và kiệt sức do thận không lọc hết chất độc trong cơ thể ra ngoài.

5. HO THƯỜNG XUYÊN

Ho kéo dài hơn hai tuần và khiến bạn mệt mỏi là những dấu hiệu nguy hiểm của tim và phổi. Trường hợp phổi bị viêm mãn tính do hút thuốc, hay tích tụ nước do tim yếu, đều dẫn đến ho. Các bệnh mãn tính về phổi do hệ miễn dịch cũng khiến bạn bị ho kinh niên.

Lao phổi và viêm phổi mãn tính cũng có thể gây ho. Người bệnh có thể ho kèm theo thở khò khè, ho nhiều hơn khi nằm và khi mới thức dậy. Tác dụng phụ của thuốc (như thuốc cao huyết áp ACEI) đôi khi cũng làm bạn bị ho.

6. CHÁN ĂN, HAY BUỒN NÔN

Đây là triệu chứng chung có thể do nhiều bệnh gây ra. Tuy nhiên, bệnh về thận và tim cũng khiến người bệnh dễ bị chán ăn, hay buồn nôn. Suy tim hoặc suy thận khiến cho người bệnh có cảm giác no bụng chán ăn, do tích nước tại các cơ quan khác.

7. THƯỜNG XUYÊN TIỂU ĐÊM

Tiểu đêm có nhiều lý do và một trong số đó là bệnh tim mạch, thường là suy tim hay tim yếu do nước tích tụ gây sưng phù. Với đàn ông lớn tuổi, tiểu đêm có thể do tuyến tiền liệt to hơn.

8. NHỊP TIM NHANH HAY MẠCH ĐẬP KHÔNG ĐỀU

Nhịp tim thường trong khoảng 60-100, tim sẽ đập nhanh hơn khi chúng ta cần thêm máu (hồi hộp, tập thể dục, stress) và sẽ giảm xuống khi chúng ta ngồi nghỉ. Nếu tim đập nhanh đột ngột sẽ khiến máu bơm ra bất thường, đôi khi dẫn đến nhức đầu chóng mặt, có cảm giác như đánh trống trong ngực thình thịch. Tim đập nhanh có thể là dấu hiệu rối loạn hệ thống sinh lý điện của tim.

9. LO LẮNG, THỞ NHANH, CHẢY MỒ HÔI

Có thể là những dấu hiệu nguy hiểm của tim mạch và phổi, thường là do hệ thống sinh lý điện hoặc kết hợp tâm sinh lý. Lo lắng kèm theo chảy mồ hôi, thở dốc, mệt mỏi, nhất là khi có stress, hội họp, phải nói chuyện trước đám đông cũng là những dấu hiệu cần theo dõi.

10. CHÓNG MẶT, NGẤT XỈU

Tim yếu dẫn đến thiếu máu lên não thường xuyên hay phổi bị suy giảm chức năng có thể gây ra tình trạng chóng mặt. Thiếu máu do suy thận cũng là một nguyên nhân gây chóng mặt. Trường hợp nặng, bạn có thể bị ngất, té, chấn thương. Nếu bạn bị chóng mặt hay ngất xỉu, phải lập tức đi bác sĩ và không nên chờ cơn chóng mặt xảy ra lần nữa vì lần tới có thể là đột quy.

11. MẤT NGỦ VÀ THAY ĐỔI CÂN NẶNG

Khi tim yếu và thận yếu, giấc ngủ sẽ không được ngon do nước bị tích tụ vùng chân, bụng và các cơ quan khác. Ngưng thở khi ngủ (OSA) cũng là một triệu chứng tim mạch khác dẫn đến ngủ không ngon và tăng rủi ro đột quy. Tăng cân do tích tụ nước ở chân cũng là dấu hiệu của bệnh suy tim hay thận mãn tính.

18 Chữa trị tổn thương cột sống

CHÚNG TA CÓ 7 XƯƠNG đốt sống cổ, được gọi tên từ C1 đến C7. Giữa các xương cổ này là các đĩa đệm (có chất mềm gel) có tác dụng giảm sốc áp lực. Xương cổ và cổ là một trong những bộ phận quan trọng nhất cơ thể do phải chịu nhiều cử động và áp lực từ đầu đồng thời là nơi chứa nhiều dây thần kinh quan trọng ảnh hưởng đến toàn bộ chi trên (tay, vai và bàn tay).

Cổ chúng ta sẽ khó linh hoạt nếu không có các đĩa đệm vì các đĩa này tạo ra những khoảng không gian linh hoạt, cho phép chúng ta xoay cổ theo nhiều hướng khác nhau. Theo thời gian, các đĩa đệm này "khô" đi, bớt nước và gel, dần dần "xẹp" xuống (điểm này giải thích vì sao một số bệnh nhân thoái hóa xương cổ hay lưng bị "lùn" khi lớn tuổi). Sụn bọc giữa các đốt sống cũng mòn đi theo thời gian làm khoảng cách giữa các đốt sống (nơi dây thần kinh thường đi ra ngoài) nhỏ lại.

Nếu một phần đĩa bị ép giữa hai xương lệch ra ngoài, ép lên dây thần kinh, dẫn đến gai cột sống cổ hay còn gọi là thoát vị đĩa đệm. Tùy vào vị trí dây thần kinh bị ép mà bệnh nhân có những triệu chứng khác nhau như: đau cổ, cứng cổ, tê cổ, cho đến đau tê cổ tay, bàn tay. Trong vài trường hợp, khối u cũng có thể ép lên dây thần kinh ở các vị trí này, gây ra triệu chứng giống như thoát vị đĩa đệm.

Các nghiên cứu cho thấy đau cổ hay các triệu chứng liên quan đến thoái hóa cột sống cổ thường bắt đầu xảy ra ở tuổi 40 và tăng dần theo độ tuổi,[1] đặc biệt đốt C7 (đốt cuối) thường bị ảnh hưởng nhiều nhất. Đa số các triệu chứng của thoái hóa cột sống cổ không phải do gai cột sống, mà do khoảng giữa các đốt sống hẹp đi (spondylosis), khiến lỗ dây thần kinh (neuroforamen) bị hẹp.[2]

Do các dây thần kinh ở nhiều nơi và cột sống có thể tổn thương nhiều cách nên các triệu chứng của bệnh thoái hóa cột sống cổ thường ít rõ ràng, từ đau nhức, tê đến yếu tay, hay giảm phản xạ. Bác sĩ cần hỏi thăm kỹ bệnh nhân về triệu chứng đau, vị trí, các triệu chứng liên quan, các bệnh mãn tính khác. Khám bệnh cũng nên cẩn thận và kỹ càng về cơ bắp, dây thần kinh và quan sát vùng da. Bệnh tiểu đường không kiểm soát (HA1c >10%) có thể gây ra các triệu chứng như thoái hóa cột sống cổ.

Chẩn đoán hình ảnh (thường là MRI) giúp ích trong việc tìm ra chính xác tổn thương đốt sống cổ và vị trí gai của đĩa bị thoát vị. Tuy nhiên, có đến 29% bệnh nhân ở tuổi 20 có thoát vị đĩa đệm ở hình ảnh MRI nhưng không hề có triệu chứng; có đến 43% bệnh nhân ở tuổi 80 có thoát vị đĩa đệm hay viêm khớp cổ ở hình ảnh MRI nhưng không hề có triệu chứng lâm sàng.[3] Điều này cho thấy khi chụp MRI nên kết hợp triệu chứng lâm sàng với vị trí tổn thương trên hình ảnh để chẩn đoán.

---

1 https://www.ncbi.nlm.nih.gov/pmc/articles/PMC4958381/
2 https://www.ncbi.nlm.nih.gov/pubmed/23838702/
3 https://www.ncbi.nlm.nih.gov/pmc/articles/PMC4464797/

CHỮA TRỊ KẾT HỢP DÙNG THUỐC, TẬP VẬT LÝ TRỊ LIỆU VÀ NHỮNG PHƯƠNG PHÁP KHÁC

Các thuốc chữa trị thông thường bao gồm kháng viêm NSAID liều cao (Ibuprofen 800mg hay Naproxen 500mg hay Celebrex 200mg), chích steroid nếu cần thiết, và thuốc giảm đau thần kinh Gabapentin hay Lyrica. Vật lý trị liệu nắm vai trò rất quan trọng trong việc phục hồi chức năng và giảm đau trong thoái hóa cột sống cổ.

Chích steroid vào khớp đau cũng là một cách giảm đau tạm thời cho bệnh về gai cột sống cổ nếu như uống thuốc và kết hợp vật lý trị liệu không có tác dụng. Tuy nhiên, chích steroid vùng cổ có rất nhiều rủi ro có thể dẫn đến chấn thương các vùng thần kinh khác, vì vậy chích steroid vùng cổ cần hình ảnh hướng dẫn để chích chính xác.

Thay đổi cách sống, tư thế ngồi cũng là cách trị liệu hiệu quả khác. Bệnh nhân nên giảm cân nếu thừa cân; nên chữa hoàn toàn các bệnh khác như tiểu đường hay cao huyết áp vì các bệnh này có thể ảnh hưởng đến dây thần kinh vùng cổ, dẫn đến bệnh nặng hơn.

Bệnh tự miễn như viêm khớp dạng thấp có thể ảnh hưởng đến đốt sống cổ, làm thoái hóa và viêm khớp nhanh hơn, đặc biệt là đốt C1 và C2, có thể dẫn đến các biến chứng nguy hiểm như không ổn định vùng cổ dễ dẫn đến gãy xương.[1] Bạn nên nói rõ cho bác sĩ biết các bệnh mãn tính khác của mình khi khám vùng cổ.

---

1 https://www.ncbi.nlm.nih.gov/pmc/articles/PMC4553335/

KHI NÀO CẦN CAN THIỆP MỔ?

Bệnh nhân cần mổ do thoái hóa cột sống cổ nếu có các triệu chứng nguy hiểm như tê liệt hay yếu một bên cánh tay, đau nhức liên tục, nghi ngờ có khối u hay nghi ngờ gãy xương vùng cổ.[1] Nếu không có các triệu chứng nguy hiểm thì các phương pháp chữa trị không can thiệp thường được thực hiện trước.

Sau khi chữa đau xong, bệnh nhân nên duy trì tập thể dục hay tập luyện để giữ cột sống cổ khỏe mạnh. Nhiều bệnh nhân sau khi chữa hết bệnh lại quên tập thể dục và xuất hiện các triệu chứng tái phát như trước. Tuy nhiên, các tổn thương cột sống (bị hẹp khe lỗ thần kinh hay thoát vị đĩa đệm) vẫn còn đó nên sau khi chữa hết triệu chứng, bệnh nhân vẫn nên tập thể dục thường xuyên và tập các động tác mà chuyên viên vật lý trị liệu hay bác sĩ đã hướng dẫn.

1 https://www.ncbi.nlm.nih.gov/pubmed/10797198/

19 Chữa trị ung thư: Không chỉ dùng thuốc

UNG THƯ LÀ NỖI ÁM ẢNH của tất cả mọi người. Không ít người trong chúng ta có người thân mắc bệnh hoặc mất vì ung thư. Các tờ báo, các trang mạng xã hội gần đây đều có không ít bài viết về ung thư. Khảo sát trên cộng đồng VietMD cho thấy ung thư là mối quan tâm số một hiện nay.

Tuy nhiên, để bệnh nhân (và cả bác sĩ) hiểu đúng về ung thư và cách điều trị ung thư không dễ, vì chẩn đoán và chữa trị ung thư phức tạp hơn chúng ta nghĩ.

UNG THƯ LÀ MỘT BỆNH PHỨC TẠP VỀ GENE

Ung thư xảy ra do các tế bào phát triển không kiểm soát tại bất kỳ cơ quan nào trong cơ thể. Thông thường, mỗi tế bào chết đi sẽ có một tế bào khác sinh ra, tạo ra sự cân bằng về số lượng tế bào. Việc sản sinh tế bào mới thường do các gene đảm nhận. Sai sót hoặc đột biến về gene khiến cho việc sinh sản của tế bào mới rối loạn và không kiểm soát được. Các nghiên cứu cho thấy hút thuốc lâu dài dẫn đến biến đổi về gene gây ung thư phổi.

Vì sinh sản không kiểm soát, các tế bào ung thư phát triển rất nhanh, tạo ra khối u chiếm thể tích lớn, cần nhiều chất dinh dưỡng (oxygen, năng lượng...). Khi các khối u này lớn dần, chúng sẽ lấn ép các cơ quan khác, hoặc tiết ra các chất hormone làm thay đổi quá trình sinh lý, dần dần tạo ra các triệu chứng về ung thư. Có những loại ung thư thay vì tạo ra khối u thì tạo ra nhiều tế bào không có chức năng. Ví dụ như ung thư máu tạo ra số lượng bạch cầu đột biến nhưng không hoạt động được.

UNG THƯ KHÔNG TRỰC TIẾP GÂY CHẾT NGƯỜI

Thay vào đó, ung thư tạo ra các ảnh hưởng đến các cơ quan quan trọng như phổi, gan, não, khiến cho các cơ quan suy kiệt và cuối cùng gây tử vong. Khó khăn lớn nhất trong điều trị ung thư là tìm cách phân biệt được tế bào ung thư và tế bào bình thường để tiêu diệt tế bào ung thư, vì chúng thường nằm gần nhau, cùng nhận chung chất dinh dưỡng và oxygen. Trị liệu hóa trị và xạ trị giết chết cả tế bào tốt lẫn tế bào xấu, dẫn đến các tác dụng phụ như tiêu chảy, rụng tóc, biếng ăn v.v..

Vì vậy, có những bệnh ung thư không cần phải chữa quyết liệt nếu tế bào ung thư không ảnh hưởng trực tiếp và xâm lấn các cơ quan quan trọng. Ví dụ như ung thư da lành tính, nếu không xâm lấn sâu thì chỉ cần theo dõi chữa trị bên ngoài, không nhất thiết phải trị liệu toàn thân vì tác dụng phụ của trị liệu có thể nặng hơn hiệu quả chữa trị.

NGUYÊN LÝ CHỮA UNG THƯ NGÀY NAY BAO GỒM CHỮA TRỊ THỂ XÁC, TINH THẦN VÀ CẢ TÂM LINH, NHẤN MẠNH VÀO CHẤT LƯỢNG CUỘC SỐNG

Nói đến chữa trị ung thư, nhiều người chỉ nghĩ đến thuốc hóa trị hoặc phẫu thuật. Ngày nay, chữa trị ung thư là chữa trị hỗn hợp. Trong đó, chăm sóc tất cả các yếu tố sức khỏe con người như thể xác, tinh thần và kể cả tâm linh. Các trung tâm chữa trị ung thư hiện đại đều có trị liệu tâm lý kết hợp và có cả phòng cầu nguyện.

Chữa trị ung thư là tìm ra phương cách lợi ích tốt nhất cho người bệnh, cho dù người bệnh ở giai đoạn nào. Chữa trị ung thư đòi hỏi chẩn đoán chính xác loại ung thư (di căn hoặc nguyên phát), vị trí bị ung thư, và hoàn cảnh sức khỏe cơ địa mỗi người để lựa chọn ra cách chữa phù hợp nhất.

Ở trường hợp ung thư da lành tính, chỉ cần trị liệu nơi bị ung thư da là đủ. Với ung thư vú giai đoạn đầu, trị liệu ung thư còn phải tính đến khả năng ngăn ngừa tái phát sau này. Với ung thư giai đoạn cuối di căn khắp nơi, thì trị liệu chủ yếu là giảm nhẹ (tinh thần, dinh dưỡng, v.v.) thay vì hóa trị hoặc phẫu thuật, vì tác dụng phụ của các phương pháp hóa trị và xạ trị hại nhiều hơn lợi. Ở giai đoạn cuối, người bệnh thường không đủ sức khỏe để vượt qua các trị liệu này.

CHỮA TRỊ UNG THƯ NGÀY CÀNG CÁ NHÂN HÓA VÀ VAI TRÒ CỦA NGƯỜI BỆNH TRONG CHỮA TRỊ UNG THƯ CÀNG QUAN TRỌNG

Vì ung thư là bệnh về gene xảy ra ở các cơ quan khác nhau, ở những người khác nhau nên các bệnh ung thư và các dấu hiệu ung thư trên từng người có thể không giống nhau. Chữa ung thư, vì vậy, sẽ không có một loại thuốc "one size fit all - một viên chữa bách bệnh ung thư". Hiện nay, vai trò của phân tích gene và các rủi ro phát triển ung thư ngày càng quan trọng. Diễn viên Angelina Jolie quyết định cắt bỏ hai bên vú vì cô biết mình có gene tăng rủi ro phát triển ung thư vú nếu không cắt sớm. Trị liệu gene trong ung thư gần đây đã được FDA chấp thuận và sẽ đóng vai trò quan trọng hơn trong tương lai.

CẨN TRỌNG KHI NGHE LỜI KHUYÊN VỀ CHỮA TRỊ UNG THƯ

Vì ung thư là một bệnh phức tạp, đòi hỏi chẩn đoán chính xác và chữa trị hợp lý. Bạn nên thảo luận thẳng thắn với bác sĩ về ung thư và các quan ngại của mình. Như đã nói trên, sẽ không có một loại thuốc nào có thể chữa tất cả các loại ung thư.

Dinh dưỡng đóng một phần rất quan trọng trong điều trị ung thư. Đã có nhiều nghiên cứu về chế độ dinh dưỡng trong điều trị ung thư, nhưng rất khó để khẳng định cách ăn uống nào tốt nhất, vì ung thư là bệnh cá nhân, và cơ địa mỗi người mỗi khác, nên chế độ ăn uống cũng khác.

20 Mắc bệnh ung thư ăn uống như thế nào?

NGƯỜI MẮC BỆNH UNG THƯ thường nhận được nhiều lời khuyên khác nhau trong ăn uống. Có người bảo không nên ăn thịt nhiều vì sẽ làm khối u phát triển nhanh, người khác khuyên nên ăn chay trường để khối u "ngủ yên", thậm chí có người bảo uống nước thánh và cầu nguyện cho hết bệnh. Vậy dinh dưỡng và ung thư có mối liên quan như thế nào?

Dinh dưỡng tốt cực kỳ quan trọng, hiểu đúng dinh dưỡng tốt là điểm quan trọng đầu tiên bệnh nhân nên làm trong cuộc chiến ung thư.

Khi chúng ta mắc bệnh ung thư, các tế bào ung thư sẽ liên tục phát triển. Chúng cần oxygen và dinh dưỡng nhiều hơn tế bào bình thường (do tốc độ phát triển nhanh hơn). Khi chúng ta bắt đầu trị liệu ung thư (dùng phẫu thuật, hóa trị, xạ trị, hay thuốc), các phương pháp trị liệu này nhắm vào tế bào ung thư nhưng cũng làm ảnh hưởng đến cơ thể, làm cho cơ thể suy kiệt và mệt mỏi. Chữa trị ung thư như một cuộc nội chiến, trong đó cơ thể như một đất nước bị tàn phá nặng nề sau chiến tranh. Chúng ta cần phục hồi cơ thể càng sớm càng tốt.

Khi chúng ta mắc ung thư ở phần thực quản, dạ dày, ruột, hay đường tiêu hóa thì việc nạp dinh dưỡng đầy đủ càng khó khăn hơn do các cơ quan này bị ảnh hưởng bởi ung thư và các trị liệu ung thư. Trong trường hợp đó, điều trị dinh dưỡng bằng cách dùng ống hoặc đường tĩnh mạch có thể là giải pháp tạm thời.

Như đã nói, dinh dưỡng tốt và đầy đủ là yếu tố đầu tiên để phục hồi và chiến đấu với ung thư. Dinh dưỡng tốt bao gồm khẩu phần ăn đầy đủ chất đạm, mỡ, tinh bột, có nhiều rau, trái cây và nước. Thức ăn nên tươi, chế biến đơn giản và chia thành nhiều bữa. Một số bệnh nhân ung thư sau phẫu thuật và hóa trị khi ăn sẽ không còn cảm thấy ngon như trước. Vì vậy chia nhỏ bữa ăn thành nhiều bữa, trang trí món ăn bằng sắc màu của rau củ, trái cây sẽ có tác dụng kích thích ngon miệng. Bác sĩ có thể kê cho người bệnh một số thuốc giúp ăn ngon miệng hoặc chống trầm cảm.

Thực tế, nhiều bệnh nhân ung thư bị rút ngắn thời gian sống vì suy dinh dưỡng chứ không phải vì ung thư. Đó là do chúng ta quên mất việc chăm sóc về dinh dưỡng, thậm chí còn có quan điểm sai lầm về dinh dưỡng.

Thực phẩm chức năng có vai trò giới hạn trong trị liệu ung thư. Các nghiên cứu cho thấy vai trò của thực phẩm chức năng chủ yếu là tác dụng tâm lý. Tuy nhiên, chữa trị ung thư là chữa trị toàn diện nên cải thiện tâm lý cũng là yếu tố quan trọng.

Món ăn tinh thần là một phần không thể thiếu trong cuộc chiến ung thư. Nghe nhạc, đọc sách, dành thời gian bên cạnh người thân là những món ăn tinh thần vô giá chúng ta có thể mang đến cho bệnh nhân ung thư. Khi đọc tin tức, bạn nên chọn cách đọc chủ động từ những trang sức khỏe uy tín (như tìm hiểu, phân tích, suy luận) thay vì đọc bị động (như xem các bài viết không nguồn gốc chỉ cách chữa trị ung thư trên Facebook).

Trị liệu tâm linh và tâm lý như thiền, cầu nguyện, đi chùa, đi lễ nhà thờ... cũng là những món ăn tinh thần tốt cho người bệnh. Dù chúng ta thuộc về tôn giáo nào (hay không thuộc về tôn giáo nào), việc có một chỗ dựa tinh thần (ngoài gia đình) sẽ giúp chúng ta an nhiên hơn.

Tham gia các nhóm hoạt động xã hội và cùng nhau giúp đỡ những người kém may mắn sẽ làm bệnh nhân ung thư bớt cô đơn và có thêm tinh thần. Khi tinh thần chúng ta tốt hơn, hệ miễn dịch sẽ mạnh hơn để chiến đấu với vi khuẩn (nhiễm trùng do tác dụng phụ của trị liệu). Hệ miễn dịch cũng sẽ chiến đấu với tế bào ung thư tốt hơn.

Ngủ đủ và sâu là một phần quan trọng trong món ăn tinh thần của bệnh nhân ung thư. Ngủ ngon sẽ giúp cơ thể chúng ta hồi phục nhanh hơn sau khi trị liệu.

Cuối cùng, chúng ta nên thường xuyên thảo luận với bác sĩ và chuyên gia dinh dưỡng về thói quen ăn uống của mình để cùng tìm ra phương pháp thích hợp nhất.

NHÀ XUẤT BẢN WYNN MEDICAL CENTER

WYNN MEDICAL CENTER PUBLISHER

Rosemead, Los Angeles County, CA 91770, USA

Tel: +1 (626) 573-9003 / (626) 316-8287 / (626) 316-8169

Fax: (626) 573-0641

TRONG PHÒNG CHỜ
VỚI BÁC SĨ WYNN

TẬP 1

Xuất bản lần thứ nhất tại Việt Nam năm 2020

Tái bản lần thứ nhất tại Hoa Kỳ năm 2023
với một số chỉnh sửa hoàn thiện

Tái bản lần thứ hai tại Hoa Kỳ năm 2024
Phát hành trên hệ thống POD toàn cầu

Biên tập, hiệu đính & thiết kế bản in:
Nguyễn Minh Tiến

www.ingramcontent.com/pod-product-compliance
Lightning Source LLC
LaVergne TN
LVHW040429051026
849517LV00002B/518
* 9 7 9 8 3 3 0 5 6 6 7 8 5 *